CONTRIBUTION

A LA PATHOLOGIE CHIRURGICALE DE LA FEMME

ESSAI CLINIQUE

SUR LES

TUMEURS SOLIDES

DE L'OVAIRE

PAR

Le Dr ZIEMBICKI

Ancien interne en médecine et en chirurgie des hôpitaux de Paris,
Membre adjoint de la Société anatomique.

PARIS

V. ADRIEN DELAHAYE et C°, LIBRAIRES-ÉDITEURS

PLACE DE L'ÉCOLE-DE-MÉDECINE.

1873

CONTRIBUTION A LA PATHOLOGIE CHIRURGICALE DE LA FEMME

ESSAI CLINIQUE

SUR

LES TUMEURS SOLIDES DE L'OVAIRE

CONTRIBUTION

A LA PATHOLOGIE CHIRURGICALE DE LA FEMME

ESSAI CLINIQUE

SUR LES

TUMEURS SOLIDES

DE L'OVAIRE

PAR

Le Dr ZIEMBICKI

Ancien interne en médecine et en chirurgie des hôpitaux de Paris,
Membre adjoint de la Société anatomique.

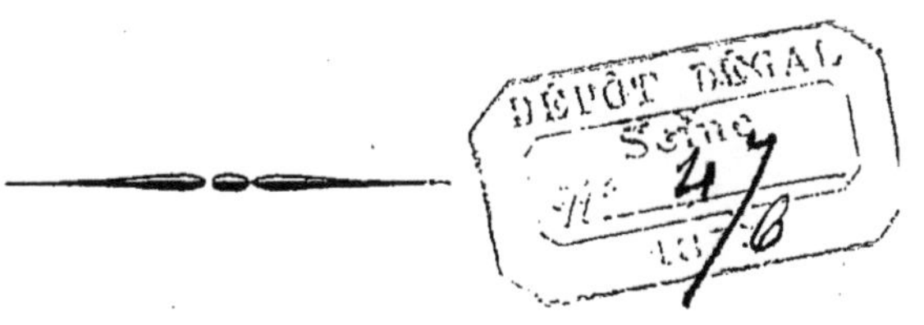

PARIS

V. ADRIEN DELAHAYE et Cᵒ, LIBRAIRES-ÉDITEURS

PLACE DE L'ÉCOLE-DE-MÉDECINE.

1875

INTRODUCTION.

Les tumeurs solides de l'ovaire sont rares. C'est dire qu'on les a peu étudiées au point de vue de leurs sym--ptômes, de leur diagnostic et de leur traitement. J'ai essayé, dans la mesure de mes forces, de combler cette lacune. Mais arrivé au terme de mon travail je constate qu'il est plus facile de se tracer un but que de l'atteindre L'état actuel des connaissances histologiques sur ce sujet a souvent été pour moi la source de difficultés dans mes conclusions.

Aussi me plaçant sur le terrain purement chirurgical, *j'ai considéré comme tumeurs solides toutes celles qui après ponction restent irréductibles, en totalité ou en partie.* On ne sera donc pas étonné de voir à côté des sarcômes durs et des fibrômes, celles des productions kystiques qui s'en rapprochent par l'épaisseur de leurs parois, de leurs cloisons ou de leur contenu. Dans ces circonstances, les obstacles qui attendent l'opérateur sont identiques, bien que la nature de la tumeur soit différente.

Quant à la division adoptée, elle est très-simple. Les matériaux servant de base à ma thèse, occupent la première place. Puis je consacre des chapitres spéciaux à l'anatomie pathologique, à la symptomatologie, au diagnostic, au pronostic et au traitement.

ESSAI CLINIQUE

SUR LES

TUMEURS SOLIDES

DE L'OVAIRE.

---

12 Tumeurs non opérées.

FIBROME, 1. — SARCOMES ET CYSTO-SARCOMES, 6. — CANCERS, 4. ÉPITHÉLIOME MYXOIDE, 1.

Obs. I. — Spiegelberg. Monatsschrift f. Geburtsk., 1866, t. XXVIII.
Fibrome de l'ovaire gauche.

Mme S..., âgée de 37 ans, deux couches. Après la seconde, développement rapide du ventre. Cessation définitive de la menstruation. Troubles digestifs. Perte des forces. Aggravation lente, mais continue. Marche pénible. Dyspnée.

Examinée en 1866, cinq ans après le début des accidents, elle présente un ventre saillant en haut et à gauche, mesurant 1^{m}52 de circonférence à l'ombilic. Les parois sont fortement distendues; veines apparentes; léger œdème.

Au palper : Tumeur élastique, plane, à bords nettement découpés; mobile en masse dans le sens latéral. Fluctuation ascitique dans les parties déclives.

Au toucher : Rectocèle. Utérus remonté et en antéversion. Portion de la tumeur accessible dans les culs-de-sac.

A la percussion : matité dans l'étendue de presque tout l'abdomen, et jusque sous la clavicule gauche.

Auscultation de la tumeur. Résultat négatif. Auscultation de la poitrine : A gauche, respiration bronchique et absence de murmure vésiculaire à la partie inférieure du poumon.

L'état général s'aggrave : Douleurs. Insomnie. Anorexie. Amaigrissement. Dyspnée. Toux. Ascite considérable. On fait 2 ponctions : Issue de sérosité et de sang. Un vaisseau fait hernie par la plaie du trocart.

Morte d'épuisement quelques jours après.

Autopsie. — Tumeur fibreuse du poids de 60 livres, large de 51 centim., longue de 46 centim., épaisse de 23 centim., un peu adhérente dans le petit bassin. Elle est très-vasculaire; certains vaisseaux atteignent le calibre d'une plume d'oie. Quelques-uns d'entre eux cheminent librement sur les parois au niveau de l'ombilic, et font prolapsus à travers la section.

L'utérus est porté très-haut, et il attire avec lui la paroi antérieure du vagin. Sa cavité a une capacité et une longueur normales. Mais le col mesure 14 centim. d'étendue.

Compression des organes. Refoulement des intestins. Épanchement dans la plèvre gauche.

Le microscope montre que la tumeur est constituée par un fibrôme aréolaire pur, sans fibres musculaires lisses.

Obs. II. — Fibro-sarcome de l'ovaire droit (Ziembicki, Soc. anat., 74).

Une femme de 22 ans, nullipare, sans antécédents héréditaires, entre à la Pitié en août 1874, pour une tumeur abdominale.

La menstruation établie à 16 ans n'a jamais été régulière. Retards fréquents de trois et quatre mois. Une fois même, suppression pendant près d'une année entière. Jamais de grossesse. Aucune métrorrhagie. Depuis le commencement de l'année, les règles viennent bien.

Le début de l'affection qui amène la malade à l'hôpital paraît remonter à deux ans. A cette époque, il survint des gargouillements intestinaux opiniâtres, puis bientôt le ventre commença à augmenter de volume, des névralgies se déclarèrent, et vers le mois de janvier 1874, l'œdème envahit les membres inférieurs.

En effet, ce qui frappe au premier abord, en examinant la malade, c'est le gonflement exagéré des membres pelviens et le développement considérable du ventre. Des veines très-apparentes en sillonnent les parois, et il est facile de constater une ascite abondante.

Le palper n'est pas aisé à pratiquer, cependant en l'exerçant brusquement, on parvient à sentir une tumeur.

Au toucher, difficultés analogues, parce que toute la région est œdématiée. Le doigt n'éclaire guère le diagnostic; du reste on n'insiste pas beaucoup, et on réserve tout examen sérieux après la ponction du péritoine qui, du reste, paraît urgente. En effet, la dyspnée, très-pénible déjà, augmente de jour en jour; elle cause de l'insomnie et vient rendre plus intolérables les douleurs qu'éprouve la malade. Celles-ci se font sentir surtout vers la racine des cuisses et le périnée; elles sont sourdes, parfois lancinantes et paroxystiques.

Le ventre n'est nullement douloureux à la pression.

Les autres fonctions sont atteintes profondément. L'appétit est nul. La constipation rebelle. Point de vomissements, mais l'amaigrissement est considérable.

Les urines, rares, ne contiennent pas d'albumine; le pouls est petit, mais le cœur est sain. Rien aux poumons; rien dans les plèvres; mais forte dyspnée due à l'ascite.

Une première ponction est faite le 24 août. Elle donne issue à 12 litres de liquide citrin; aussitôt l'œdème pelvien diminue notablement, les grandes lèvres dégonflent, et dès le lendemain, il est possible de faire un examen attentif et sérieux.

Au palper, on délimite assez bien, par ses extrémités et son niveau supérieur, une tumeur dure, irrégulière, bosselée, volumineuse, étendue transversalement au devant de la colonne vertébrale, et occupant l'hypogastre. Cette tumeur semble plonger dans la cavité pelvienne, et on la déplace facilement dans le sens transversal.

Un doigt introduit à ce moment dans le vagin, constate le déplacement simultané du col.

Les mouvements communiqués à la tumeur du haut en bas, se transmettent également au col utérin. Enfin, si l'on vient à soulever la tumeur de bas en haut, à travers les parois abdominales, on détermine également une certaine ascension du museau de tanche.

En un mot, la tumeur et l'utérus semblent être en rapport intime.

De plus, le toucher montre qu'il n'y a pas de déviation de la matrice, mais les culs-de-sac sont remplis, le postérieur surtout. On trouve là une tumeur dure, qui ne paraît pas être le corps utérin, car le doigt sent manifestement un rebord, un sillon.

L'état de la malade n'a pas permis de faire l'exploration avec l'hystéromètre.

Diagnostic. — En présence de ces signes, les avis furent partagés.

On pensa à des corps fibreux sous-péritonéaux, avec tendance à la pédiculisation ; car la connexion avec l'utérus semblait manifeste.

D'un autre côté, le développement rapide, la masse et la continuité de la tumeur, l'état général de la malade, sa jeunesse, engageaient à soupçonner une affection organique ayant pour siége l'épiploon ou les ganglions mésentériques.

L'absence d'éléments du sang dans l'ascite n'était pas en faveur de cette hypothèse.

Bref, comme bien souvent, le diagnostic resta incertain.

Puis bientôt l'ascite, l'œdème commencèrent à se reproduire, et on constata, sans en tirer tout le parti possible, que le doigt trouvait le cul-de-sac postérieur plus libre, et que la tumeur nageait pour ainsi dire dans le liquide péritonéal.

Les mouvements se transmettaient au col, comme immédiatement après la ponction.

deuxième paracentèse devint nécessaire. L'examen donna les mêmes résultats qu'après la première, c'est-à-dire ballottement latéral de la tumeur dans l'abdomen, connexion avec l'utérus et présence d'une masse dans le cul-de-sac postérieur.

A partir de ce moment, le drame pathologique marcha rapidement. La cachexie fut portée à son comble, un érysipèle bâtard, tenant du phlegmon gangréneux se développa à la racine des cuisses ; des eschares se formèrent, et la malade, en proie à une fièvre de 40, succomba après huit jours de souffrances, dans le marasme le plus absolu.

Elle avait passé deux mois à l'hôpital.

Autopsie. — Voici les résultats de l'examen microscopique :

Tumeur solide, irrégulièrement ovoïde, du volume d'une tête d'enfant, développée aux dépens de l'ovaire droit.

La petite extrémité de l'ovoïde plonge dans le petit bassin, et remplit le cul-de-sac postérieur. *Aucune adhérence.*

L'utérus est petit, en antéflexion, 5 centim. 1/2.

La trompe et le ligament rond sont intacts.

Uretère droit comprimé, dilaté par l'urine. La fosse iliaque est également comprimée.

Rien au cœur, au foie, rien aux reins.

Emphysème pulmonaire et hydrothorax; un peu d'ascite.

La pièce est déposée au musée Dupuytren.

Examen microscopique. — M. Malassez a bien voulu faire l'examen histologique de la tumeur.

C'était un *fibro-sarcôme* de l'ovaire avec prédominance d'éléments fibreux.

Une partie de la tumeur présentait un aspect phymatoïde; elle était constituée par des faisceaux de fibrilles conjonctives en assez faible proportion, s'entrecroisant au milieu d'une masse granuleuse, formée par des cellules embryonnaires.

Peu de vaisseaux; pas de trace de nerfs, et à la surface de la tumeur, quelque tendance aux productions kystiques.

Obs. III. — Recueillie par Fiouppe, interne du service de M. Péan.
Tumeur solide de l'ovaire; phthisie; mort.

Wilnet (Julia), 21 ans, domestique, entra à l'hôpital Saint-Louis le 15 mars 1873, service de M. Péan.

Pas d'antécédents tuberculeux chez elle ni chez ses ascendants.

Réglée à 16 ans, menstruation régulière; pas de grossesse.

Vers le mois de mars 1872, elle s'aperçut d'une grosseur dans le côté gauche de l'abdomen. Les règles se supprimaient, elle commença à tousser. Dix mois après environ, la tumeur, qui était peu développée et indolente, prit un accroissement rapide et détermina une péritonite suraiguë qui céda néanmoins à un traitement approprié.

Au moment de son entrée on constate :

Etat général peu satisfaisant, amaigrissement très-marqué. Léger œdème des membres inférieurs.

Le ventre est régulièrement volumineux, la peau tendue, avec quelques arborisations veineuses, l'ombilic proéminent. A la palpation, tumeur d'un volume assez considérable, mobile, non fluctuante, dure, sans bosselures, ovoïde, à grosse extrémité supérieure, inclinée en bas et à gauche, et se perdant dans la direction du bassin. La tumeur flotte dans un liquide ascitique très-abondant.

Le toucher vaginal permet d'arriver sur une tumeur faisant saillie dans le cul de-sac postérieur, dure, non fluctuante. En continuant le toucher avec la palpation abdominale, on reconnaît facilement par les mouvements communiqués que la partie que l'on a sous le doigt a des connexions très-intimes avec la tumeur abdominale. Sur un plan plus antérieur, on rencontre le col de l'utérus avec ses caractères normaux ; enfin, dans le cul-de-sac antérieur, on arrive sur une tumeur qui semble se continuer aussi avec la masse mobile que l'on sentait par la palpation abdominale.

Les poumons présentent des signes évidents de tuberculisation pulmonaire.

Sous l'influence d'un traitement tonique, l'état de la malade s'améliorait sensiblement, et M. Péan songeait à la gastrotomie, quand tout à coup une poussée inflammatoire éclate du côté du poumon, l'œdème des membres inférieurs augmente, un thrombus oblitère la veine axillaire, l'ascite prend des proportions telles qu'une ponction est pratiquée pour remédier aux phénomènes d'asphyxie, le pouls devient imperceptible et la malade succombe (14 mai).

L'autopsie fut faite trente heures après la mort. L'incision abdominale découvrit une tumeur d'un blanc grisâtre, de consistance évidemment solide et d'un volume qui ne lui permettait pas de sortir à travers l'incision. La main introduite dans la cavité abdominale pouvait cependant contourner la tumeur et reconnaître qu'elle n'avait aucune adhérence soit avec l'utérus, soit avec l'ovaire et la trompe du côté droit, l'ovaire gauche seul échappait à l'exploration.

Une deuxième incision perpendiculaire à la première ayant été pratiquée et l'os des iles luxé, permit de bien apprécier les limites de la tumeur et ses connexions avec les parties voisines.

Sa surface est lisse, de coloration rosée, et offre par places des plaques de forme inégale, d'un blanc jaunâtre, irrégulièrement semées et de largeur variable, quelques-unes atteignent celle de la main. Elle est parcourue par des sillons peu profonds d'un centimètre à un centimètre et demi environ. Cependant, à la partie postérieure, existent quelques lobes qui, bien que sessiles, offrent plus de relief ; l'un d'eux a le volume d'une pomme d'api.

Sa direction générale est oblique de haut en bas et de droite à gauche ; ses dimensions atteignent 34 centimètres dans le grand diamètre et 24 dans le petit.

Des adhérences fibro-vasculaires nombreuses la rattachent aux parties voisines ; en haut, avec le côlon transverse, en arrière et à droite avec l'intestin grêle, le mésentère et le petit bassin. D'autres plus importantes sont celles qui relient la tumeur à la paroi antérieure de l'abdomen et à l'épiploon. Elles sont très-vasculaires et se détachent avec la plus grands difficulté.

L'utérus est petit, libre de toute adhérence. L'ovaire et le ligament large du côté droit sont comprimés par le néoplasme. A gauche le ligament large est hypertrophié, la trompe entoure une grande partie de la tumeur et mesure 19 centimètres. L'ovaire a complètement disparu et fait corps avec la masse entière.

À la coupe, l'aspect du tissu n'est pas le même partout. Dans d'autres parties, la structure est franchement fibreuse, dans d'autres enfin le tissu fibreux, très-vasculaire, est mélangé de sang infiltré. Nulle apparence de cavité kystique. Les fibres se font remarquer par leur minceur excessive, contrairement à ce qu'on observe dans la plupart des fibromes et myomes utérins et par l'absence d'enroulement.

Poumons et plèvre présentant les altérations bien connues de la tuberculisation.

Obs. IV. — Clemens, Deutsche Klinik, 1853.
Sarcôme médullaire de l'ovaire gauche. Poids 88 livres.

Mme N., âgée de 42 ans, bonne, porte une tumeur dans le ventre depuis dix ans. Le développement se fit par saccades, mais dès la première année le volume atteint était celui d'un utérus à terme.

Malgré des douleurs incessantes, une pesanteur intolérable, la malade vaqua à ses affaires. On était obligé de la soutenir quand elle voulait marcher.

Les règles venaient irrégulièrement. Ponction en 1872. Issue de sang et de sérosité. — Mort six semaines après.

Autopsie. — Sarcôme médullaire de l'ovaire gauche pesant 80 livres, dont 10 pour le sang et la sérosité.

Adhérences péritonéales.

Obs. V. — Wernich. Beitr. z. Geb. und Gynæk., 1872.
Sarcôme médullaire de l'ovaire droit. Grossesse.

Femme de 20 ans. Mal réglée. Accouchée à la fin de novembre 1869 d'un enfant débile.

Dix-huit mois auparavant on avait déjà constaté une tumeur dans le ventre. Aucun accident durant les premiers mois de la grossesse, mais, quinze jours après les couches, explosion de douleurs violentes.

La tumeur, indolente en elle-même, siége à droite. Elle est grosse comme le poing. Sa mobilité est considérable. L'utérus paraît de volume normal et tout à fait indépendant.

Cachexie. Mort trois semaines après l'accouchement.

Autopsie. — Sarcôme médullaire de l'ovaire droit. Adhérences légères avec l'intestin grêle. La capsule d'enveloppe est épaisse et vasculaire; le contenu, mollasse, peu riche en stroma.

Tous les autres organes sains.

Obs. VI. — Lehmann. Neder. Tijdsch. Geneeskvou, 1869.
Sarcôme de l'ovaire droit avec généralisation.

Femme de 29 ans, accouchée onze mois auparavant. Depuis cette époque, apparition et accroissement rapide d'une tumeur dans le ventre.

Celui-ci présente le volume d'une grossesse de sept mois et mesure 94 centimètres à l'ombilic. La tumeur, dure, convexe, mobile, occupe la fosse iliaque droite et l'hypogastre. L'utérus, mobile aussi, paraît normal. Point de fluctuation.

L'état général est mauvais; fièvre hectique. Constipation. — Mort un mois plus tard, et cela un an après l'accouchement.

Autopsie. — Sarcôme de l'ovaire droit : 27 centimètres de circonférence, 17 de diamètre.

Enveloppe fibreuse résistante. Tissu ferme à la périphérie; ramolli au centre.

Vascularité. — Généralisation au foie, au poumon, aux ganglions.

Obs. VII. — Wernich. Beiträge z. Geb. u. Gynæk., 1872.
Cysto-sarcôme (?) de l'ovaire gauche.

Femme de 23 ans, bien réglée. — Jamais de métrorrhagie. Santé habituellement très-bonne.

A la fin de l'année 1870, développement du ventre. — Un mois plus tard on examine la malade et on trouve l'état suivant :

Une tumeur grosse comme une tête d'enfant occupe la fosse iliaque gauche. Elle est consistante, élastique, mobile et plonge dans l'excavation. — On la rencontre au toucher et on constate en même temps que l'utérus est sain, petit, et qu'il se laisse facilement déplacer. — Une tentative d'hystérométrie a été faite sans succès.

Plusieurs ponctions d'ascite. A la deuxième, issue d'un liquide sanglant, marche rapide. Dyspnée. Œdème. Marasme. Mort trois mois après le début des accidents.

Autopsie. — Ascite énorme. Sarcôme kystique avec cloisons fibreuses, à contenu gélatineux et sanguinolent. Légères adhérences aux parois et à l'intestin grêle.

Tous les autres organes sains.

Obs. VIII. — Dr Drysdale et Sheffield. — Metropolitan Hosp. (Lancet, 21 janvier 1871.)
Cancer des deux ovaires.

X., 40 ans, neuf enfants, ressent des douleurs très-vives dans l'abdomen depuis trois mois. Depuis le même temps elle a remarqué du côté gauche une petite tumeur grosse comme un œuf, tumeur qui a agmenté avec rapidité. — Menstruation suspendue depuis huit mois.

Percussion. — Matité à droite et à gauche de l'ombilic subsistant dans les mouvements de la malade.

Palper. — Tumeur dure, irrégulière, dans la fosse iliaque gauche.

Toucher. — Utérus paraissant être en complète rétroflexion, petit et tout à fait indépendant de la tumeur.

La malade a une dyspnée considérable et présente un état de cachexie prononcée.

Le 13 décembre on fait une ponction à environ deux pouces de l'ombilic : 2 litres de liquide. — On reconnaît alors manifestement une grosse tumeur située dans la fosse iliaque gauche et s'étendant un peu dans la droite. — L'état général de la malade fait qu'on renonce à l'opération.

Elle baisse graduellement et meurt le 22 décembre avec des symptômes de péritonite.

Autopsie. — Les deux ovaires sont le siége de tumeurs squirrheuses ; celle de gauche grosse comme la tête d'un adulte, celle de droite comme la tête d'un enfant. Suc cancéreux. — L'utérus paraît être sain.

Obs. IX. — Lange. Deutsche Klinik 1860. (p. 289).
Cancer ovarique gauche. — Grossesse.

Louise K..., âgée de 28 ans, accouchée depuis quinze jours ; toujours bien réglée. Constitution vigoureuse.

Elle se plaint de douleurs violentes dans la région hypogas-trique.

On constate dans la fosse iliaque gauche une tumeur qui s'accroît rapidement, au point d'acquérir en huit jours le volume d'un utérus gravide de six mois. Elle est dure, mobile, et son déplacement semble retentir sur l'utérus. Le col est situé haut.

La tumeur grandit rapidement. Douleurs intolérables. Œdème et ascite.

Deux mois plus tard la tumeur n'est plus mobile.

Troubles digestifs. Constipation. Amaigrissement. Mort dans le marasme à la fin de mai, cinq mois après l'accouchement.

Autopsie. Cancer de l'ovaire gauche. Adhérences intestinales. Perforation du gros intestin. Utérus normal, petit.

OBS. X. — Bucquoy. Union médicale, 1867, n° 7.
Cancer des ovaires et du cœur.

Mathiot, 24 ans, délicate, maigre, bien réglée, santé satisfaisante jusqu'alors.

Le 21 novembre 1866, cette femme est admise à la Charité pour une légère pleuro-pneumonie. Elle présente en outre un bruit de souffle rude à la pointe du cœur. Pas d'œdème.

La malade dit avoir remarqué depuis quelque temps, et surtout depuis trois mois, une augmentation de volume du ventre. Elle se plaint aussi de douleurs assez vives.

En effet, à la palpation, on trouve une tumeur dure, irrégulière, mobile, du volume d'une tête d'enfant, occupant toute la fosse iliaque droite et plongeant dans le petit bassin. La pression est douloureuse.

Au toucher, l'utérus est indépendant de la tumeur. Le corps et le col sont petits, l'orifice ferme. Le cul-de-sac latéral droit est oblitéré.

A l'aide du toucher et du palper combinés, on délimite très-bien la tumeur, et on lui imprime des mouvements complètement indépendants de l'utérus.

Vers la fin de novembre, la pleuro-pneumonie entre en résolution, et pendant quelques jours la malade se sent mieux, lorsque tout d'un coup le pouls devient faible, mais fréquent, 150-160 ; les artères du cou battent avec force. La malade souffre de palpitations très-violentes et d'une dyspnée des plus intenses.

Elle meurt subitement le 6 décembre.

Autopsie. — *Poumons.* Pleuropneumonie droite.

Péricarde. Epanchement.

Cœur. Cancer. (Parois du ventricule gauche presque détruites, masses jaunes, irrégulières, végétantes ; suc au raclage.)

Utérus. Sain.

Ovaire droit. Masse ellipsoïde dure, irrégulière, de 15 centimètres de diamètre.

Ovaire gauche. Même aspect. Masse plus petite, 5 centimètres.

Examen microscopique fait par M. Cornil : cancer alvéolaire.

Obs. XI. — Tillaux. Mouvement médical, 1879, n° 11.

Cancer des ovaires. — Propagation à l'intestin. — Infection ganglionnaire. — Étranglement.

Femme de 43 ans.

Tumeur grosse comme un œuf, reconnue dans l'hypogastre en 1867. Aucun trouble à ce moment, sauf un peu de catarrhe utérin. Lors de ce premier examen, la tumeur paraissait mobile et indépendante de l'utérus.

En février 1869, aggravation progressive et rapide de l'état général. Constipation et vomissements opiniâtres.

Phénomènes d'occlusion intestinale.

Au toucher, tumeur dure, grosse comme une orange, immobile. Utérus enclavé aussi. Mort au commencement d'avril.

A l'autopsie, on trouva un cancer de l'ovaire, étendu à l'os iliaque et à l'intestin. Les ganglions mésentériques étaient dégénérés.

M. Tillaux avait fait le diagnostic de cancer ovarique en se fondant sur l'indépendance primitive de l'utérus, sur la marche rapide et la cachexie profonde occasionnée par la tumeur.

Obs. XII. — Budin, interne des hôpitaux. Société anatomique du 5 novembre 1875. (Résumé.)

Tumeur solide de l'ovaire. — Ascite. — Mort.

Clarisse H..., âgée de 14 ans, entre à la Maternité le 9 août 1875. Cette enfant avait vu depuis le mois janvier de la même année son ventre augmenter considérablement de volume. Réglée depuis l'âge de 12 ans, elle continua à l'être régulièrement jusqu'au mois d'avril ; seulement l'écoulement sanguin durait plus longtemps, pendant dix ou quinze jours.

Au moment de la suspension des règles, la mère, craignant une

Ziembicki.   2

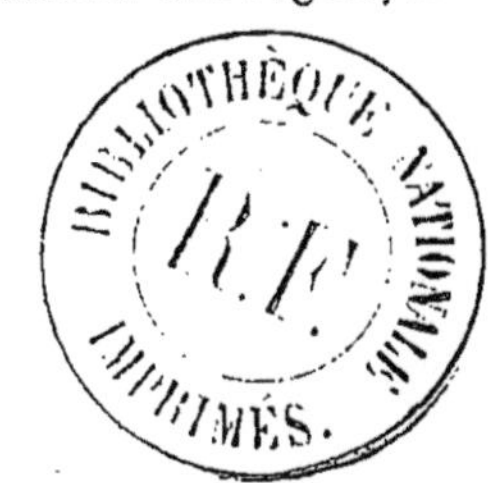

grossesse, amena la petite fille à la Maternité où, malgré ses dénégations, une des sage-femmes conclut à l'état gravide.

Le 20 août, on constata un œdème de la jambe gauche; le ventre était volumineux, mais irrégulièrement développé, et le palper ne donnait pas la sensation d'un utérus renfermant un produit de conception. Du reste, l'abdomen était déjà augmenté de volume en janvier, et c'est seulement en mai que les règles avaient cessé de paraître. Point de vomissements, point de gonflement des seins, nul développement des tubercules de Montgomery. Le col était petit, dur, conique, véritable col de nullipare. On constatait dans le ventre une ascite considérable. Au milieu du liquide flottait une masse solide qu'on pouvait déplacer plus facilement vers la gauche, mais qui se laissait refouler aussi vers la fosse iliaque droite. Cette masse était arrondie, mais présentait à sa surface des saillies lobulées irrégulières. Au milieu de l'ombilic l'abdomen mesurait 99 centimètres de circonférence; à l'auscultation on n'entendait ni souffle ni bruit de cœur de fœtus. L'œdème du membre inférieur gauche semblait dû à des phénomènes de compression, car il n'existait ni fièvre, ni douleur localisée, comme cela se voit d'habitude dans la phlébite ou la phlegmatia alba dolens. Du reste, cet œdème augmentait ou diminuait à certains jours. L'état général était médiocre, l'enfant très-pâle et très-anémique.

Le ventre continua à se développer rapidement. Le 27 août, 102 centim. au niveau de l'ombilic. Dyspnée et toux, on croit à un épanchement pleurétique. Quelques épistaxis. Température axillaire 38 maximum. Les diagnostics furent partagés entre une péritonite tuberculeuse ou cancéreuse, et une tumeur solide de l'ovaire déterminant l'ascite. A partir du 5 septembre, l'ascite commença à diminuer; on ne trouva bientôt que 95 centimètres de circonférence. En même temps apparurent de l'insomnie, des coliques, des vomissements, des douleurs violentes. L'ascite augmenta, et le 20 septembre on fit une ponction. Il sortit dix litres d'un liquide rouge brunâtre, sanguinolent, mais l'amélioration ne fut que très-passagère, et dès le lendemain, le ventre mesurait de nouveau 93 centimètres. L'œdème de la jambe gauche redevint énorme, et la malade mourut dans le marasme, du 29 au 30 septembre.

A l'autopsie, on trouva une tumeur volumineuse plus grosse qu'une tête d'adulte, constituée par l'ovaire gauche; l'utérus normal nullipare mesure 5 centimètres de cavité. L'ovaire, la trompe et le ligament droit sont sains. La trompe droite s'applique sur la tumeur qui, dans son ensemble, présente une forme arrondie, un peu ovoïde et mamelonnée. A la section, on trouve un tissu blanchâtre, vasculaire, creusé de deux ou trois poches du volume du poing, remplies de détritus et de liquide. Des cloisons très-épaisses limitent un nombre considérable d'alvéoles baignées par du liquide muqueux et filant Le long des vaisseaux iliaques gauches on rencontre quatre ou cinq ganglions pelviens, du volume d'une petite aveline. Tous les autres organes sont sains.

---

15 TUMEURS OPÉRÉES. — MORT.

SARCOMES ET CYSTO-SARCOMES, 7, — CANCERS, 3, — ÉPITHÉLIOME, 1, — FIBROME, 1, — COLLOIDE, 1, MIXTES (parties solide et kystiques), 2.

Obs. XIII. — Annales de gynécologie, 1874.

Tumeur kystique multiloculaire de l'ovaire. — Épithéliome myxoïde ?

Difficulté de l'extraction par suite du volume considérable et de la solidité de la tumeur. — Mort par syncope.

C..., 24 ans, domestique, célibataire, sans enfants, entre le 14 mars 1872, dans le service de M. le professeur Trélat.

Réglée à 14 ans; éprouva bientôt de fréquentes irrégularités dans l'époque d'apparition du flux menstruel. Bonne santé habituelle cependant; quand, il y a dix-sept mois, elle s'aperçut que son ventre grossissait, en même temps qu'un léger écoulement de sang se faisait par le vagin.

Au moment de son admission, le volume du ventre égalait celui d'une femme au terme de sa grossesse. La peau glisse facilement sur les parties profondes.

Toucher vaginal : Col fortement relevé. Cul-de-sac libre. Le toucher vaginal, aidé de la palpation, fait reconnaître que l'utérus sent les déplacements imprimés à la tumeur abdominale.

Celle-ci, très-volumineuse, mate à la percussion, d'aspect lobulé est moins développée du côté gauche. De consistance irrégulière, elle est franchement fluctuante à gauche, un peu moins dans la fosse iliaque droite; les mains étant placées près l'une de l'autre, on perçoit encore la fluctuation, mais très-confusément.

Diagnostic : Tumeur kystique multiloculaire, peut-être sans adhérences, en tout cas adhérant faiblement aux parties voisines, la malade affirmant n'avoir jamais de points douloureux ou de vomissements, et M. Trélat songea immédiatement à pratiquer l'ovariotomie.

La malade était maintenue en observation, lorsque le 5 avril, son état général s'altéra. Elle eut des douleurs à l'épigastre avec vomissements bilieux, teinte sub-ictérique des conjonctives. Le ventre devint plus tendu, la respiration plus gênée, le volume du foie s'accrut notablement, l'opération fut décidée pour le 18 avril.

Voici quelles étaient alors les dimensions du ventre. Circonférence au niveau de l'ombilic, 1m,09; demi-circonférence côté droit, 0m56; distance de l'ombilic aux épines iliaques, 0m26. M. Trélat fit sur la ligne médiane une incision de 0m15; après l'ouverture de la paroi, une ponction faite dans le lobe le plus saillant de la tumeur donna issue à 3 litres d'un liquide homogène, jaunâtre, épais, huileux, mêlé de quelques flocons. L'écoulement ayant cessé, on tenta d'autres ponctions en différents points de la tumeur, rien ne s'écoula qu'une sorte de gelée gluante, très-épaisse, collant comme de la poix. Après avoir circonscrit sur la surface de la tumeur un espace d'environ 10 centim., avec de fortes pinces plates, l'opérateur enleva cette portion et commença alors un laborieux curage du kyste, détruisant les innombrables petites poches qui, par leur réunion, constituaient la masse volumineuse totale. Durant la division des parois de ces sortes d'alvéoles, on rompit à l'intérieur de la poche quelques vaisseaux de petit calibre.

Malgré cette évacuation, le kyste conservait un volume tel qu'il était impossible de le faire passer à travers les lèvres de la plaie; aussi, après s'être assuré du peu de consistance des adhérences, M. Trélat agrandit l'incision abdominale, la porta en contournant l'ombilic à 22 centim., et, faisant faire des tractions sur le kyste, l'énucléa enfin de la cavité péritonéale. Le grand épiploon, adhérant à droite sur la surface supérieure et postérieure, alimentait le kyste par de nombreux et volumineux vaisseaux; on en fit la ligature en une masse qui constitua le pédicule épiploïque. Quant au véritable pédicule, très-grêle, si on le compare au volume énorme de la tumeur, il était formé par le ligament large gauche, dans lequel se voyaient, outre la trompe et le ligament rond, des vaisseaux très-développés.

Après cette laborieuse opération, qui avait duré trois heures et demie environ, la malade était d'une faiblesse extrême, et c'est à peine cependant si elle avait perdu quelques grammes de sang. On prescrivit du vin de Champagne, des stimulants, etc., mais les forces ne revinrent point; il y eut le lendemain matin une véritable syncope, la pâleur des téguments s'exagéra, le pouls disparut, la mort eut lieu à huit heures.

A l'autopsie, pas trace de péritonite, il n'y avait point de caillots dans la cavité abdominale, la mort était bien évidemment le fait de l'épuisement de l'organisme et du shock inévitable après une aussi longue opération. M. Trélat conclut donc qu'en présence d'un kyste, d'une tumeur de l'ovaire, à marche rapide, il est important de faire un diagnostic précoce et très-précis, pour pouvoir opérer de bonne heure. En agissant ainsi, le chirurgien s'épargnera des difficultés considérables pour l'énucléation d'une tumeur aussi considérable que celle-ci; l'incision du ventre sera moins étendue, la durée de l'opération et ses suites seront par cela même abrégées, la malade aura donc plus de chances de guérison.

Pour l'ovariotomie, comme pour beaucoup d'autres grandes et graves opérations, l'opportunité est la condition fondamentale du succès. C'est à reconnaître, à fonder la notion de cette opportunité que doivent s'attacher les efforts des chirurgiens. Or, l'opportunité existe à son maximum, dès qu'on a reconnu l'existence d'une tumeur polykystique *progressive*, quelque petite qu'elle soit, alors surtout qu'elle est petite, parce qu'alors il n'y a ni difficulté opératoire, ni complication pathologique. C'est donc une question de diagnostic; c'est en la perfectionnant que l'ovariotomie étendra et améliorera son domaine.

Anatomie pathologique. — Le kyste est constitué par un nombre infini de petites loges, séparées les unes des autres par une membrane de consistance aponévrotique résistante; ces loges contiennent une substance jaunâtre, filante, gélatiniforme. Les loges varient dans leurs dimensions, et donnent à la surface du kyste un aspect grenu irrégulièrement mamelonné.

Le volume de la tumeur est tel qu'après évacuation de 3 litre de liquide, et d'une masse de substance muqueuse et de liquide glaireux considérable, elle pesait encore 1 kilog. 550, et restait plus grosse qu'un fœtus à terme.

L'examen histologique a été fait par M. Malassez. Voici ses conclusions.

Les parois de la tumeur sont de nature fibro-celluleuse. Dans l'épaisseur de ces parois, on trouve de très-petits kystes, et au voisinage du point d'implantation, on y constate de petits nids sarcomateux et des masses plus ou moins considérables de tissu muqueux.

La surface interne de ces parois est lisse, sans végétations, tapissée par une couche de cellules caliciformes mucipares, au-dessous de laquelle existe une couche endothéliale. En quelques points, au lieu d'une seule couche de cellules caliciformes, on trouve des amas de cellules plus ou moins sphériques, plus ou moins volumineuses, à un ou plusieurs noyaux, dont quelques-unes renferment des cavités pleines d'une substance transparente, analogue à celle que contiennent les cellules caliciformes.

Obs. XIV. — Dr Kleinwächter. Archiv. f. Gynœkologie, 1872.

Fibrome ovarique. — Opération césarienne.

Le 31 mai 1868, entre à la clinique une primipare de 31 ans, en travail depuis le 25; le travail est violemment engagé depuis le 29, les eaux ont écoulées.

La grossesse a, paraît-il, été normale, et la santé toujours bonne.

Présentation du sommet; mais on constate par le toucher, à 3 ou 4 centimètres de la vulve, une tumeur dure, comme osseuse, immobile.

Le fœtus est bien portant.

Diagnostic : Exostose.

Indication : Opération césarienne.

Autopsie. — On trouve dans le ligament large droit un ovaire gros comme une tête d'enfant, de consistance osseuse ou cartilagineuse.

La transformation de tissu est presque complète; à la partie inférieure seulement, on constate encore au microscope la présence du tissu fibreux. La tumeur, large de 10 centim. et haute de 8, était descendue dans le petit bassin et barrait le passage au fœtus. Sur le cadavre on a pu la réduire dans le grand bassin. Pendant le vie, après la délivrance on avait déjà pu la réduire, mais le travail était beaucoup trop avancé, à l'arrivée de la malade, pour que cela fût possible avant la gastrotomie.

Obs. XV. — Dr Lloyd Roberts. St. Mary's Hosp. Manchester.
(Lancet, 25 nov. 1871.)

Tumeur solide de l'ovaire. — Ovariotomie. — Mort.

Suzanne R..., 24 ans, non mariée, remarqua, il y a deux ans, que son ventre augmentait de volume. Cette augmentation, plus rapide depuis un an, a donné lieu à 2 ponctions.

La malade est admise à l'hôpital. A son entrée, le ventre est tendu. Résonnance au niveau de l'ombilic. Fluctuation dans les deux flancs. On sent distinctement une tumeur dure, occupant presque le milieu de l'abdomen, avec l'ombilic pour centre, et s'étendant en haut et en bas, et surtout à gauche.

Ovariotomie. — Tumeur très-adhérente au diaphragme et à la paroi abdominale. Pédicule très-étroit, long de 4 pouces, s'insérant sur l'ovaire gauche.

Le soir la malade a beaucoup de fièvre. La nuit est très-agitée et les douleurs sont vives.

Le lendemain matin, le pouls est élevé à 130, et la douleur abdominale a augmenté. Dans la journée, la malade est prise de vomissements et meurt à cinq heures du soir.

Autopsie. — Péritoine et intestins très-injectés.

1 litre 1|2 de liquide sanguinolent dans la cavité péritonéale. Ovaire droit sain. Utérus très-atrophié. Poids de la tumeur, 4 livres.

Obs. XVI. — Stilling. Deutsche Klinik, 1868, n° 20.

Sarcome de l'ovaire droit. — Ovariotomie. — Tétanos. — Mort.

Mme D..., 36 ans, 5 enfants. Douleurs dans l'hypogastre, suivies de l'apparition d'une tumeur mobile, ayant grossi dans l'espace de neuf mois, au point de gêner la respiration et la marche.

Une ponction devenue nécessaire, donna issue à quelques litres de sérosité jaunâtre, et permit de mieux apprécier les caractères de la tumeur.

Celle-ci est dure, se laisse déplacer facilement, et paraît du volume d'une tête d'enfant.

L'abdomen contient du liquide ascitique et mesure bientôt 105 centim. de circonférence au niveau de l'ombilic.

Col normal. Utérus petit, mobile, indépendamment de la tumeur, laquelle n'est pas accessible par le vagin.

L'examen par le rectum donne le même résultat.

Enfin l'hystéromètre dénote une cavité de 6 centim. 1|2, et la sonde, une fois introduite, reste immobile, pendant qu'on déplace la tumeur à travers les parois du ventre.

Il est donc évident que l'utérus et le néoplasme n'ont aucune connexion directe.

L'état général, moins bon depuis un certain temps, est cependant assez satisfaisant. Les forces persistent, les fonctions, et principalement les menstrues sont régulières.

Ajoutons qu'un parent était mort de cancer des lèvres.

Le diagnostic posé fut celui d'une tumeur probablement maligne de l'ovaire, à cause des antécédents de famille et de la reproduction rapide de l'ascite. On fit néanmoins l'opération, car on courait ainsi les chances d'une erreur de diagnostic, et parce que c'était le seul moyen de conjurer une issue fatale.

Vu les dimensions de la tumeur, on dut prolonger l'incision bien haut.

Point d'adhérences. Pédicule constitué par l'extrémité de la tumeur, ayant le diamètre d'un doigt.

Tube en verre dans le petit bassin.

Durée, une 1|2 heure.

Très-bon état pendant six jours; puis tétanos.

Mort le huitième jour.

Autopsie. — Fibro-sarcôme droit. Ovaire gauche, utérus, organes normaux.

Obs. XVII. — Dr Péan 1875, inédite. (Résumé.)

Sarcome médullaire du ligament large gauche. — Opération. — Mort.

Élisa E..., 18 ans, mal réglée depuis deux ans, remarqua, en décembre 1874, une grosseur située près de l'aine gauche. Sensations de pesanteur dans le bas ventre. Douleurs de plus en plus violentes dans l'hypogastre. Aménorrhée et développement rapide de la tumeur.

Examen en septembre 1875.

On constate une tumeur dure, irrégulière, bosselée, non fluctuante, occupant la fosse iliaque droite et la fosse iliaque gauche.

Bruit de souffle à l'auscultation.

Au toucher, col normal; corps paraissant confondu avec le néoplasme; néanmoins la cavité pelvienne est libre.

Un peu d'ascite. Circonférence 0^{m}92.

État général satisfaisant.

On diagnostique des corps fibreux du fond de l'utérus.

Ovariotomie le 14 octobre 1875.

Incision d'abord très-courte, mais en présence d'une tumeur *irréductible à la ponction*, on est forcé de la prolonger de 5 centim. au-delà de l'ombilic.

Vascularité très-prononcée.

La méthode par morcellement échoue par suite de la mollesse du tissu central et des hémorrhagies facilement provoquées par la moindre transfixion.

Une seule adhérence avec l'épiploon, sous la forme d'un vaisseau veineux du volume d'une plume de corbeau.

Le pédicule, gros comme deux doigts, mesure 5 cent. de longueur.

Durée de l'opération, une heure.

Mort de péritonite, le 16 octobre.

Autopsie. — Utérus normal de nullipare. Tous les organes sains. Péritonite.

OBS. XVIII. — Danzel. Langenbecks Archiv., t. IX, p. 246.

Sarcome médullaire. — Opération. — Mort.

Madame B..., 51 ans. Entrée à l'hôpital en août 1867. Ventre développé depuis deux ans. Ponction avec écoulement de liquide ascitique en février 1867.

A l'entrée. — Tumeur abdominale assez mobile, dure, tendue, occupant principalement le côté droit de l'abdomen. Cette tumeur paraît fluctuante.

Circonférence de l'abdomen : 50 centimètres. L'utérus paraît sain au toucher. État général mauvais. Ascite concomitante. Œdème des jambes. Amaigrissement. Œdème pulmonaire. Dyspnée assez forte.

Sur *la demande expresse de la malade* : opération le 27 août 1867.

Opération. — On évacue du liquide en assez grande quantité, et l'on extrait une *tumeur solide*. Il n'est pas spécifié si le liquide évacué est dû en totalité à l'ascite ou s'il provient en partie d'une poche kystique appartenant à la tumeur.

La tumeur solide était constituée par un sarcôme médullaire, du poids de 2 livres. Les adhérences étaient nombreuses; le pédicule court et gros.

Mort par péritonite le second jour après l'opération.

Obs. XIX. — Dr Lloyd Roberts. St. Mary's Hosp. Manchester.
(Lancet, 1er février 1873.)

Tumeur solide de l'ovaire droit. — Ovariotomie. — Mort.

Frances S..., 21 ans. Mariée depuis deux ans; stérile. Menstruation abondante. Depuis sept mois seulement, cessation absolue des règles. Il y a quinze mois, l'abdomen commence à augmenter de volume du côté droit. La malade est admise le 3 janvier 1872. A son entrée, on constate une tumeur solide, mobile dans la fosse iliaque droite, s'étendant à quelques centimètres à gauche de l'ombilic.

Utérus normal. La malade est pâle et émaciée. P. 100. Douleur aiguë dans la fosse iliaque droite.

23 janvier. Ovariotomie. Tumeur, dont le pédicule très-court est réuni à la paroi abdominale par quelques faibles adhérences.

Le 25. Nausées, vomissements. La malade meurt le soir.

Autopsie. — Epanchement sanguinolent dans la cavité péritonéale. Tumeur solide, dure, pesant 9 livres, et présentant au microscope tous les caractères d'une tumeur maligne.

Obs. XX. — Transactions of the obstetrical Society of London,
1862, p. 214. (Résumé.)

M. Spencer Wells montre une tumeur enlevée par l'ovariotomie sur une femme de 34 ans, non mariée. La portion solide de la tumeur pesait 20 livres. Quelques-uns des kystes avaient contenu 25 livres de liquide, et l'on avait trouvé environ 12 pintes de liquide dans la cavité péritonéale. La malade alla très-bien pendant quatre jours après l'opération, puis elle s'affaiblit et mourut.

A l'autopsie, on trouva les signes d'une péritonite légère.

M. Spencer Wells pense que ce cas est instructif au point de vue des résultats des ovariotomies tardives. Il avait vu la malade seize mois auparavant, et avait dès cette époque conseillé l'opération.

Obs. XXI. — Spiegelberg. Archiv. für Gynækologie, t. I, p. 71.

Cysto-sarcome presque solide de l'ovaire gauche.

Madame R. G., 49 ans. Mère de 9 enfants, dont le plus jeune a 10 ans. Ménopause depuis un an. Douleurs abdominales depuis quelques mois. La malade s'est aperçue de sa tumeur en août 1868.

État au moment de l'entrée (novembre 1868). Ventre développé : 96 centimètres de tour. Tumeur abdominale proéminant plus à droite qu'à gauche. Longueur : 27 centimètres; largeur : 36 c.

Au palper, consistance de la tumeur ferme, solide. A droite et en haut, on perçoit des frottements. Il y a un certain degré de mobilité de la tumeur. Au toucher vaginal, le cul-de-sac postérieur est oblitéré à gauche. L'utérus (10 centim.) est repoussé en avant et à droite.

Mauvais état général : amaigrissement et pâleur. Opération le 1er décembre 1868. Ascite abondante. Vaisseaux nombreux et volumineux à la surface de la tumeur. Le trocart évacue à peine du liquide. Il est très-difficile d'amener la tumeur en avant. Prolongement de l'incision jusqu'à 1 centimètre au-delà de l'ombilic. Longueur totale de l'incision : 11 centimètres.

Forte adhérence de la tumeur à la fosse iliaque gauche (arrachement, décollement et section). Adhérence à l'épiploon (arrachement, ligature). La tumeur est libre à droite, mais elle plonge par une extrémité ovale dans le ligament large gauche, de façon à séparer ses deux feuillets péritonéaux, et à pénétrer jusque dans le tissu cellulaire extra-péritonéal. L'utérus adhère à ce prolongement par sa face postérieure. On brise l'adhérence; on attire la tumeur en haut, et on forme le pédicule avec le ligament large et la trompe. Clamp. Ligatures nombreuses, réduction d'anses intestinales.

Durée de l'opération : une heure. La tumeur enlevée pèse 3 kilogrammes; elle a la forme d'un ovaire colossal. A la section : carcinôme alvéolaire, multitude de petits kystes remplis de matière compacte; un kyste gros comme le poing. Mort 23 heures après l'opération.

Hémorrhagie abondante provenant de la plaie du bassin qu'on avait dû faire pour former un pédicule. 2 litres de sang dans le péritoine. Longueur de l'utérus : 10 centimètres. L'ovaire droit et la trompe du même côté ne présentent pas de lésion.

Obs. XXII. — Stilling. Deutsche Klinik, 1872-39.

Cysto-sarcome avec partie solide. — Opération et mort.

R... (S...), 27 ans. Depuis huit mois, augmentation du ventre qui, en juin 1870, présente 102 c. de circonférence au niveau de l'ombilic; fluctuation très-nette. Dans l'hypochondre droit, on trouve une tumeur dure, grosse comme une tête d'enfant; l'utérus est en antéversion ; du reste pas de troubles fonctionnels.

Opérée le 4 juin. En vidant les poches kystiques, on évacue une partie solide. La mort eut lieu le cinquième jour par cause inconnue, la plaie était guérie et l'état général paraissait excellent.

Examen histologique (fait par le professeur Beneke). Le sac fibreux mesure 1 à 2 millimètres d'épaisseur, est en partie comblé par une masse solide, en partie rempli de produits colloïdes.

La masse solide paraît un médullo-carcinôme, elle est vascularisée et présente par points de la fluctuation et de petits kystes. On constate en effet une grande quantité de petites tumeurs à contenu colloïde, noyées dans un abondant tissu fibreux. La coupe montre aussi bien les rapports des portions solides et liquides de la tumeur qui, considérée en totalité, devient ainsi un *cysto-sarcome.*

Obs. XXIII. — Matthaï. Deutsche Klinick, 1867.

Cystoïde avec parties solides.

Jeune fille de 19 ans, bien réglée. Deux ans auparavant, douleurs lancinantes dans le bas-ventre. Puis l'abdomen s'est développé graduellement. Sensation de pesanteur.

Etat à l'entrée. Tumeur abdominale paraissant très-résistante à la palpation, dans certains points seulement. Fluctuation évidente dans d'autres points.

Bruit de souffle à l'auscultation de la tumeur; au toucher vaginal, le col utérin est élevé, déjeté à gauche. Le corps de l'utérus porté en avant paraît agrandi dans sa cavité. La malade urine fréquemment. L'état général est bon. Mais peu à peu la tumeur augmente de volume et l'état général se modifie.

Opération : Iº parties kystiques vidées avec le trocart; 2o partie solide adhérant intimement à l'épiploon *par 6 à 8 attaches très-vasculaires.* Certains vaisseaux ont le calibre d'une plume de corbeau. L'épiploon, qui présente des kystes, est attiré et fixé par un clamp. La tumeur, en grande partie kystique simple présente, dans sa partie postéro-supérieure, une portion résistante, cloisonnée, à parois épaisses de 1 centimètre. Le liquide (2 litres 1|2 environ) est jaune clair.

Mort par peritonite au sixième jour.

Obs. XXIV. — Tyler Smith. Obstr. Transactions, 1865, p. 70.
Tumeur colloïde multiloculaire de l'ovaire gauche. — Opération. —
Mort le sixième jour.

Mlle S..., 58 ans, a vu son ventre augmenter de volume depuis un an environ. Une ponction a été faite il y a un mois, mais une récidive immédiate nécessite sans retard une nouvelle intervention. Je fais une seconde ponction, et une seconde récidive survenue en quinze jours me décide à opérer. OEdème et induration des membres inférieurs.

Sur toute la longueur de l'incision la tumeur adhère au péritoine. Ces adhérences rompues on en trouve d'autres surtout au côté gauche. La tumeur est formée de grosses masses colloïdes avec cloisons épaisses; le pédicule est si court qu'on ne peut éviter de le rompre. Une hémorrhagie se produit. Il est difficile de s'assurer du pédicule. La malade, quoique faible, va bien d'abord; bientôt l'affaiblissement augmente, on voit survenir une tympanite inquiétante. Mort le sixième jour. L'autopsie n'a pu être faite.

Obs. XXV. — Stilling. Deutsche Klinik, 1868.
Kyste multiloculaire droit cancéreux. — Cancroïde de la rate. —
Opération. — Mort.

Femme âgée de 28 ans, de forte constitution, malade depuis neuf mois, avec persistance de la menstruation. Le développement du ventre avait été rapide, accompagné de douleurs lancinantes, et de quelques accès de péritonite. Mobilité et fluctuation de la tumeur. Amaigrissement et pâleur plus marqués que de coutume en pareille occurrence.

Diagnostic. Tumeur kystique de l'ovaire.

Operation. Plusieurs loges kystiques, liquide grisâtre, peu d'adhérences, pédiculisation facile.

Examen de la tumeur par le professeur Beneke ; cancroïde papillaire à épithélium cylindrique, très-mou, très-developpé et à tendance extensive ; pronostic mauvais.

Mort le dixième jour, bien que l'état général ait paru jusque-là satisfaisant.

Autopsie. La paroi du kyste avait 1 c. 1|2 d'épaisseur ; en quelques endroits elle était amincie et remplacée par des kystes papillaires. Granulations épithéliales secondaires dans la rate. On n'a pu faire l'examen de la cavité thoracique.

Obs. XXVI. — Hôpital des femmes, Soho-square. (Lancet, 1873.)
Cancer colloïde de l'ovaire gauche. — Ovariotomie. — Mort.

Emma S..., 50 ans, mariée depuis vingt-six ans, 12 enfants, le dernier il y a six ans. Trois fausses couches. L'écoulement menstruel, après avoir été irrégulier pendant quelque temps, a cessé tout à fait depuis deux mois.

Il y a environ seize mois, cette malade a remarqué une tumeur du volume d'une orange, du côté gauche de l'abdomen. Depuis lors, cette tumeur a augmenté graduellement, mais surtout depuis deux mois, causant à la malade de violentes douleurs.

A son entrée à l'hôpital, le 24 mars 1873, la malade est très-amaigrie, et très-oppressée par suite de la distension abdominale. L'urine ne contient pas d'albumine. L'abdomen est très-augmenté de volume, les veines superficielles très-dilatées. Résonnance dans les deux flancs, surtout à droite. matité partout ailleurs. Superficiellement on peut percevoir un peu de fluctuation évidemment ascitique. La situation de l'utérus est normale, de même que ses dimensions. La sonde utérine a une direction normale.

29 mars. Ovariotomie. Evacuation de 8 litres de liquide ascitique.

La tumeur pèse 11 livres. Elle présente à la coupe, une série d'alvéoles transparentes, du volume d'une tête d'épingle à celui d'un gros pois, renfermant un contenu épais et gélatineux. Sur les bords de la tumeur, on voit plusieurs petits kystes du volume d'une noisette et renfermant la même matière. Très-peu d'adhérences.

La malade est assez bien jusqu'au troisième jour. A ce moment, l'abdomen se distend considérablement, et la mort survient le soir même.

Autopsie. — Intestins très-distendus et agglutinés ensemble. Péritonite.

Obs. XXVII. — Hôpital des femmes, Soho-square (Lancet, 22 mars 1873).
Tumeurs solides des ovaires. — Ovariotomie. — Mort.

Sarah D..., âgée de 40 ans, 5 enfants, le dernier il y deux ans. Menstruation régulière abondante. A remarqué une augmentation de volume dans la partie droite de l'abdomen, il y a environ un an. Douleurs vives dans le ventre et le dos.

Admise le 21 août 1872. A son entrée, on perçoit une masse irrégulière sortant du bassin et montant à peu près à égale distance de l'ombilic et du pubis. Cette masse est mobile, surtout à droite, et donne l'idée de deux tumeurs accolées.

Au toucher, qui est douloureux, on sent le détroit supérieur occupé par une masse solide liée à l'utérus.

Utérus très-haut et très-peu mobile. L'orifice du col laisse écouler un liquide jaune sale.

La malade s'affaiblit de jour en jour.

31 août. Ovariotomie. Liquide ascitique eu grande quantité. Le péritoine et les intestins sont rouges et injectés.

On trouve deux tumeurs occupant chacun des côtés de l'utérus, et reliés à lui par un pédicule court et étroit.

La malade meurt le soir même avec du délire et une température très-élevée.

---

9 TUMEURS OPÉRÉES. — GUÉRISON.

CYSTO-FIBROMES, 3, — FIBRO-SARCOME, 1, — FIBROMES, 2, — KYSTES MULTILOCULAIRES A PAROIS ÉPAISSES ET CONTENU COLLOIDE, 2, — CANCER COLLOIDE, 1.

Obs. XXVIII. — Inédite. Communiquée par le Dr Périer, professeur agrégé, chirurgien des hôpitaux. (Résumée.)

Tumeur fibro-cystique de l'ovaire droit. — Ovariotomie. — Guérison.

La nommée Desguillaume, célibataire, âgée de 67 ans, est entrée à l'infirmerie de la Salpêtrière, en novembre 1874, pour une tumeur abdominale, douloureuse, qui occasionne des troubles digestifs. Cette femme n'a jamais eu de grossesse ; elle a été réglée de 12 à 45 ans, d'une façon normale.

Il y a trente ans environ, elle est venue à la Pitié, où Michon, lui fit l'extirpation d'une tumeur du sein gauche, et des ganglions axillaires. La plaie fut bientôt envahie par des excroissances, que l'on cautérisa à plusieurs reprises ; mais après deux ans de traitement à la Pitié, la malade fut admise à la Salpêtrière comme atteinte d'un cancer incurable. A cette époque, la plaie occupait la région mammaire et l'aisselle ; le bras était énormément tuméfié et douloureux. Cependant, dix mois plus tard, tout se cicatrisa, et après quelques alternatives d'ulcérations et de cicatrisations temporaires, la guérison devint définitive.

Il y a une dizaine d'années, elle sentit dans l'abdomen, près de
la fosse iliaque droite, une tumeur de la grosseur d'un œuf de
poule, qu'elle comparaît à celle qui, autrefois, s'était développée
dans le sein. Cette tumeur, parfaitement mobile, ne lui occasion-
nait aucune douleur, aucune gêne, mais dans le cours de l'année
1873, elle grossit rapidement, et bientôt survinrent des accidents
de compression, (miction, constipation, douleurs, pas d'œdème),
tels, que la malade vint solliciter énergiquement une intervention
chirurgicale.

Elle se présente dans l'état suivant : Embonpoint notable. Sein
droit volumineux. Sein gauche portant une cicatrice étendue jusqu'au creux axillaire. L'abdomen proéminent mesure 89 de tour à
l'ombilic. Par le palper, on constate l'existence d'une tumeur re-
montant au-dessus de l'ombilic, et présentant deux bosselures iné-
gales. L'une plus prononcée à gauche, l'autre d'un moindre volume à droite. Ces deux bosselures sont dures, résistantes, cependant on reconnaît qu'elles sont fluctuantes.

Dans le décubitus dorsal, (situation préférée par la malade, parce
que les douleurs diminuent) la tumeur est fixe, immobile et ne
peut être déplacée. Si, au contraire, la malade est restée quelque
temps couchée sur le côté gauche, la masse entière devient libre
dans la cavité abdominale, et peut être déplacée dans tous les sens,
mais alors l'exploration devient très-douloureuse.

Le toucher vaginal nous montre que l'utérus est indépendant de
la tumeur. Le col est normal, l'organe est mobile, et reporté en
arrière. Le cul-de-sac antérieur et la vessie sont refoulés en bas.
Mais à ce niveau, la tumeur est dure, arrondie, bosselée ; bien que
la consistance soit différente par le palper abdominal et par le
toucher vaginal, on constate, en combinant ces deux modes d'exploration, qu'il s'agit bien d'une seule et même tumeur irrégulière, tantôt enclavée dans le bassin, tantôt mobile, et, dans les
deux cas, indépendante de l'utérus.

L'hystéromètre s'enfonce à 4 centim. 1[2. Le cathétérisme de la
vessie indique une capacité normale. Un peu de cystocèle. Rien au
toucher rectal.

Le diagnostic porté par MM. les Dr Périer et Terrier fut le suivant :

Tumeur mixte de l'ovaire droit. En raison des antécédents de la
malade, on pouvait croire à un cysto-sarcome, mais vu la lenteur
du développement, l'absence de retentissement sur l'organisme, on

élimina l'idée d'une tumeur maligne pour admettre l'hypothèse d'une tumeur fibro-cystique.

L'opération fut pratiquée par M. le Dr Périer (avec l'aide de MM. Terrier, Lucas et Berger), le 22 mars 1875, à l'hôpital temporaire.

Incision depuis un travers de doigt au-dessous de l'ombilic jusqu'au pubis. Ascite légère. Nécessité d'agrandir la plaie. Longueu r totale 12 cent. Constatation de deux kystes accolés, surajoutés à la tumeur. Ponction, un litre de liquide sanguinolent, réduction de la masse à sa partie solide. Enclavement. Dégagement avec le doigt. Sortie de la tumeur. Pédicule étroit. Dilatation de la trompe. Pas de perte de sang. Une seule adhérence peu importante avec l'épiploon. Guérison le vingt-cinquième jour.

O_{BS}. XXIX. — Grube. Monatschrift f. Geburtskunde, 1865.

Cysto-fibrome (sarcôme?) de l'ovaire et de la trompe gauche. —
Opération. — Guérison.

Femme de 37 ans, eut une ovarite à 26 ans et à 34 une péritonite, déterminée probablement par une tumeur dont la présence fut constatée dans le bas-ventre. La péritonite guérit, mais la tumeur continua de se développer et détermina bientôt une ascite abondante.

Trois ans plus tard, un nouvel examen permit de reconnaître une tumeur qui parut solide, développée aux dépens de l'ovaire gauche, et que des adhérences semblaient fixer d'une part à l'épiploon, de l'autre au fond de l'utérus. Etat général fort mauvais. Amaigrissement voisin de la cachexie.

L'opération fut acceptée par la malade. Après avoir évacué 25 livres de liquide ascitique, on ponctionna la tumeur qui laissa écouler 2 onces d'un liquide visqueux, mais on dut pour extraire la masse solide, prolonger l'incision bien au delà de l'ombilic

L'opération fut relativement facile, la tumeur étant supportée par un pédicule long et mince, et n'adhérant qu'avec l'épiploon.

Un mois suffit pour assurer la guérison, six mois après, la santé était parfaite.

Obs. XXX. — Tyler Smith, Transactions of the Obstetrical Society of London, 1862, p. 218. (Résumé.)

Tumeur fibro-cystique de l'ovaire gauche, avec ascite. — Ponction. — Ovariotomie. — Guérison.

Femme de 26 ans, chez laquelle on a noté, il y a douze mois, une tumeur au côté gauche de l'abdomen. Une ponction donne issue à une quantité considérable d'un liquide foncé, grumeleux. On peut ensuite sentir dans la région iliaque gauche une tumeur solide volumineuse.

Opération. — On fait écouler le liquide ascitique; puis on extrait la tumeur solide au moyen d'une incision de 5 pouces faite à la paroi abdominale. Les adhérences sont peu considérables, et cèdent facilement. Une ligature de soie est jetée sur le pédicule.

On prescrit 30 gouttes de laudanum en plusieurs doses. Pas d'accidents ultérieurs. On enlève les ligatures le cinquième jour. La plaie est solidement réunie par première intention. La guérison se poursuit sans accident ultérieur.

Obs. XXXI. — Marzolo. Gazetta Medica Venete, n° 42, 1872.

Fibro-sarcôme de l'ovaire. — Opération. — Guérison.

Giovanna C..., âgée de 24 ans, réglée à 16, mère à 17, vit ses époques manquer quatre mois après ses couches, et ne plus reparaître pendant deux ans.

Des douleurs se manifestèrent dans la région inguinale droite et dans les lombes, et bientôt après, c'est-à-dire en novembre 1869, apparut une tumeur,

Celle-ci occupe toute la région inférieure de l'abdomen, et il est facile de la faire mouvoir librement. Sa consistance est dure, sa forme sphérique et bosselée. Elle est sensible à la pression.

L'utérus normal, au toucher, semble tout à fait indépendant de la tumeur.

Le ventre mesure 80 centimètres de circonférence.

L'état général est médiocre, la femme paraît vieillie, dépérie.

Sur la demande expresse de la malade, lasse de souffrir, l'ovariotomie est pratiquée, le 9 mai 1869, six mois après l'apparition du néoplasme.

Incision de 0,19 cent. Ecoulement de liquide ascitique.

Quelques adhérences légères aux parois et au péritoine.

Ponction de la tumeur. Issue d'un peu de sang et de sérosité. *Le volume reste irréductible.*

Pédicule large de 0,07 c., constitué par le ligament large droit, et une partie du ligament gauche. Clamp. Durée : trois quarts d'heure.

La tumeur pesait 1447 gr., ses dimensions étaient les suivantes : 0,19 longueur, 0,17 largeur, 0,09 épaisseur.

Le microscope démontra qu'on avait affaire à un fibro-sarcome avec prédominance de tissu fibreux.

Guérison complète six semaines après.

Obs. XXXII. — Dr Martin, Lying-in Hosp. Melbourne. (Obstetrical Transactions, vol. XII.)

Tumeur fibreuse de l'ovaire. — Ovariotomie. — Guérison.

En avril 1869, je fus appelé à soigner une jeune fille de 23 ans pour une pleurésie avec épanchement. Pendant que je la traitais pour cette maladie, je remarquai que son ventre avait un volume anormal, et j'appris d'elle qu'elle n'avait pas été réglée depuis plusieurs mois. Cette cessation des règles avait été brusque et absolue. La malade, tout en lui attribuant d'ailleurs l'augmentation de son ventre, ne s'en était pas occupée, espérant qu'avec le temps cet état de choses cesserait.

Lorsqu'elle fut guérie de sa pleurésie, j'examinai son ventre et alors je découvris une tumeur grosse, dure, irrégulière, emplissant presque toute la moitié inférieure de l'abdomen et s'étendant surtout du côté droit, légèrement mobile.

Au toucher, signe de la virginité : utérus petit, situé très-haut; tumeur à peine perceptible en avant de l'utérus.

Après deux mois de traitement au bromure de potassium, j'examinai de nouveau la malade et je trouvai la tumeur considérablement augmentée de volume et changée dans sa forme. L'état général était moins bon, la menstruation toujours absente.

Le 8 juillet 1869, cette malade est admise au Lying-in hospital. Après une consultation avec mes collègues de l'hôpital, il est décidé que la tumeur étant entièrement solide, à peine mobile, liée intimement à l'utérus si même elle n'en fait pas partie, il n'y a pas lieu d'intervenir par une opération.

Cependant la malade est suivie avec soin et examinée de temps en temps pendant une période de trois mois. A chaque examen on trouve la tumeur augmentée de volume, plus libre dans l'abdomen, plus indépendante de l'utérus. Au dernier examen, on reconnaît la présence de liquide ascitique, l'état général devenant du reste de plus en plus mauvais.

En réunissant cet état de choses avec l'absence de menstruation, on conclut que la tumeur dépend, non de l'utérus mais de l'ovaire. Après une nouvelle consultation avec mes collègues, il est résolu que, quoique la nature solide de la tumeur, les incisions profondes qu'elle nécessitera, les adhérences probables qu'on rencontrera rendent la guérison fort problématique, l'opération est cependant justifiable.

Le 16 novembre 1869. Ovariotomie. Grande quantité de liquide ascitique. Peu d'adhérences. Grosse tumeur ovarienne. Pédicule épais, étroit, long de 2 pouces. Poids, 8 livres.

La guérison, quoique retardée par des douleurs rhumatismales dans les muscles du cou, de la poitrine et du bras, se fait progressivement. — La malade sort de l'hôpital le 24 janvier en très-bon état.

Depuis j'ai appris que sa santé est excellente. Elle a vu la menstruation reparaître et elle va se marier.

Obs. XXXIII. — Spencer Wells. Diseases of the ovaries. Londres, 1872.
Tumeur fibreuse. — Grossesse. — Ovariotomie. — Guérison.

X..., mariée, 29 ans, un enfant, maigre, bien portante, bien réglée. Depuis trois mois les règles ont cessé : depuis un an la malade a remarqué que son ventre augmentait de volume, et a ressenti de la douleur dans le côté droit.

Examen. L'abdomen est très-tendu. Le côté droit est douloureux à la pression. La fluctuation est nette.

Percussion. Le son est clair en haut et change avec la position. A la région lombaire le son est mat quand la malade est sur le dos, clair quand elle est sur le côté.

Toucher. L'utérus est dans sa position normale, le col mobile et mou.

L'urine est claire, acide, non albumineuse. L'état général n'est pas mauvais.

Il y a un an, lorsque la malade remarqua l'augmentation de volume du ventre, elle l'attribua à une grossesse ; mais elle fut bientôt détrompée par le retour de ses règles ; de plus, au huitième mois, la tumeur n'était pas plus grosse qu'au troisième.

Dans le courant du mois dernier, l'augmentation de volume a été plus rapide, et bien qu'on ait découvert une grossesse au quatrième mois, la tension du ventre était telle lorsqu'elle fut reçue au Samaritan-Hospital), qu'il fut nécessaire de faire une ponction qui donna plusieurs litres de liquide.

Après la ponction, on put sentir dans la région iliaque droite une petite tumeur dure, mobile, que je supposai être la partie solide d'une tumeur multiloculaire qui s'était rompue. Le volume de l'utérus, le ramollissement du col, et l'absence des règles, rendaient la grossesse presque certaine.

Le 16 mars. Ovariotomie. Plusieurs litres de liquide jaune clair. Utérus volumineux. A droite et au-dessus de lui tumeur dure séparée de la trompe droite par le ligament large. Le cinquième jour la plaie était fermée, et les points de suture enlevés.

Le 27 mai, la malade, après un travail rapide, accouche d'un enfant peu volumineux. Par la suite, la santé devient excellente.

La tumeur était constituée par une masse presque solide de tissu fibreux blanc, infiltré par places d'un liquide épais transparent, qui s'était collecté par places dans des aréoles distendues. Mais vers la partie supérieure il y avait une grande cavité irrégulière, divisée par des cloisons incomplètes, tapissée d'une membrane unie, et presque remplie par un caillot sanguin en partie organisé. Pédicule long d'un pouce et demi, formé par le péritoine, renfermant quelques vaisseaux, et du tissu aréolaire. La tumeur mesurait 6 pouces et demi dans son plus grand diamètre, et 3 pouces et demi dans son plus petit.

Obs. XXXIV. — Dr Schultze, Archives de gynécologie, 1871.

Kyste multiloculaire en partie solide. — Opération. — Guérison.

Mme E..., entrée à la Clinique en automne 67. Bien réglée, a eu quatre enfants. Trois mois après sa quatrième couche, la menstruation s'arrête, le ventre commence à se développer, six mois après se montrent des douleurs continues à gauche.

Elle est âgée de 30 ans. Le ventre grossit depuis un an, et proémine visiblement. La palpation y fait reconnaître une tumeur ferme, élastique, mais fluctuante par places. L'utérus est dévié en arrière, sa cavité mesure 7 centimètres. Quelques poussées de péritonite éclatent à ce moment et nous font différer l'opération.

En juillet 68, les symptômes se sont aggravés. Les douleurs sont plus vives, les extrémités œdématiées, l'amaigrissement a fait de rapides progrès.

Le ventre a une circonférence de 123 centim., 23 centim. de plus qu'à la première mensuration. Les caractères de la tumeur près les mêmes, sa partie droite est manifestement fluctuante. L'opération fut faite le 7 août 1869.

Le kyste ponctionné donna issue à dix litres de liquide ; on retira en même temps une tumeur irréductible de l'ovaire gauche du poids de 10 kilogrammes. Le volume de celle-ci, ses nombreuses adhérences vasculaires rendirent l'opération laborieuse on dut prolonger l'incision jusqu'à l'appendice xiphoïde.

L'examen montra la partie solide de la tumeur composée de plusieurs kystes à parois épaisses, à contenu gélatineux. La malade guérit parfaitement, et devint de nouveau enceinte en mai 69 et dans l'été de 1870.

Obs. XXXV. — Veit. Berliner Klinische Wochenschrift, n° 41. 1867.

Tumeur colloïde de l'ovaire. — Opération. — Guérison.

Elise S..., âgée de 24 ans, est faiblement réglée depuis l'âge de 15 ans. Depuis le mois d'août 1866, absence de menstruation, et ces derniers dix mois ont été troublés par des crampes, de mauvaises digestions et des vomissements. Tout récemment le ventre a augmenté de volume, et les souffrances se sont accentuées. Crises douloureuses et vomissements. Amaigrissement rapide. Examen le 24 juin 1867.

Tumeur abdominale considérable dépassant l'ombilic, lobulée, mobile, à bosselures très-prononcées au niveau de la ligne blanche. *Fluctuation peu distincte.* Hymen vierge. Col utérin très-mobile. Utérus dévié à gauche. *Cavité normale.*

On diagnostique une tumeur colloïde de l'ovaire droit, bien que l'hypothèse d'un cancer fût aussi plausible en face du *rapide accroissement de la tumeur*, de l'amaigrissement excessif, des crises douloureuses et des *résultats de la palpation.*

Par contre, la fluctuation perceptible, sinon évidente de la tumeur, sa mobilité complète, l'absence d'ascite, plaidaient en faveur d'*une tumeur colloïde.*

Le pronostic était en tout cas incertain, d'autant plus que l'état général ne laissait pas que d'être défavorable, et la faiblesse excessive.

L'opération, faite le 8 juillet 1867, mit l'opérateur en présence d'une tumeur cloisonnée, à contenu épais, visqueux, colloïde.

La ponction permit de vider ces poches, et la tumeur, bien pédiculée, non adhérente, fut enlevée totalement. La guérison fut complète en six semaines.

Obs. XXXVI. — Dʳ Frédéric Jessett. Crayford Hosp.
(Lancet, 9 décembre 1871).

Cancer colloïde de l'ovaire gauche. — Extirpation. — Guérison.

Marguerite C..., 40 ans, mariée, quatre enfants. Règles suspen-
dues depuis cinq mois. Depuis neuf mois, la malade a remarqué
l'augmentation de volume de son ventre. Elle est admise à l'hôpital le 26 septembre 1871.

Palpation. Grosse tumeur paraissant divisée en trois ou quatre
kystes gros chacun comme une noix de coco. Une seule de ces tumeurs donne lieu à de la fluctuation. Les autres donnent la sensation d'un utérus gravide.

Auscultation. Aucun bruit fœtal.

Percussion. Matité presque générale. Son plus clair dans les deux
flancs.

Toucher. Utérus donnant tous les signes de la grossesse.

Deux jours après son entrée, le malade se plaint de douleurs
très-vives. Six jours après, 4 octobre, douleurs très-vives se présentant à intervalles réguliers. L'orifice du col est très-dilaté. Dans
la journée, la malade accouche d'un enfant de six mois. Du 23 au
28 octobre, les règles reparaissent. La tumeur n'a pas changé de
volume.

Le 30 octobre. *Ovariotomie.* Peu d'adhérences. Pédicule étroit et
court. La malade se rétablit peu à peu.

Examen histologique de la tumeur. Cancer colloïde.

CHAPITRE PREMIER.

Tous les anatomo-pathologistes contemporains ont donné dans leurs écrits une place aux tumeurs solides de l'ovaire. Il suffit de citer Cruveilhier, Broca et Virchow. Mais on chercherait en vain dans les travaux de ces auteurs des applications directes à la clinique. C'est depuis que l'ovariotomie est entrée dans le domaine de la chirurgie, que l'attention a été portée plus spécialement sur tous les points qui intéressent les maladies de l'ovaire. La question est donc encore à l'ordre du jour. Pour la partie purement anatomique du sujet, nous devons citer les travaux tous récents de Waldeyer (1), de Malassez (2) et de Léopold (3).

Nous invoquerons souvent leur témoignage, bien que leurs opinions présentent assez souvent des divergences nombreuses, et fort importantes pour le chirurgien. Ainsi, certaines tumeurs regardées par les uns comme de nature maligne, n'offrent pas pour les autres le même caractère. Cela tient à ce que ces productions sont souvent complexes, et que par cela même la dénomination devient très-difficile. Tel est le cas de ces tumeurs d'apparence kystique, dont nous rapporterons quelques exemples (obs. XII, XIII), et qu'on a désignées

(1) Waldeyer. Archiv für Gynaekologie, I, 252.
(2) Malassez. Annales de gynécologie, 1874.
(3) Léopold. Archiv für Gynaekologie, 1874.

différemment sous les noms d'adénomes, d'épithéliomes myxoïdes, de kystomes papillaires. Or, une qualification exacte de ces tumeurs est de la dernière importance. Sont-elles capables d'infecter l'économie, de se généraliser, de repulluler sur place; ou bien une fois enlevées ne donnent-elles plus lieu à des récidives; tel est le problème que l'histologie n'a pas encore résolu, et qu'elle ne peut résoudre qu'en s'appuyant sur les données de la clinique.

Nous avons voulu, en citant cet exemple, montrer un des points en litige; mais les *desiderata* sont nombreux, et se retrouvent à propos de tous les néoplasmes développés aux dépens de l'ovaire. Ainsi on n'a pas encore établi quelles sont les parties constituantes de la glande, qui donnent naissance aux kystes, aux cancers, aux sarcômes. De plus, l'existence des fibrômes ovariques a été formellement niée par Spiegelberg, et Spencer Wells ne les admet que dans la dernière édition de son ouvrage. Toutes ces questions d'origine, de développement et de doctrine, sont traitées avec soin dans les mémoires cités plus haut, de Waldeyer, de Malassez et de Léopold, et nous y renvoyons le lecteur. Il y trouvera l'exposé complet de l'état actuel de la science sur ce sujet.

Laissant donc de côté tout ce qui a trait à ces discussions, nous ne nous occuperons dans les premières pages, que des particularités anatomiques fournies par l'analyse des observations rassemblées dans ce travail. Ces notions rapidement exposées, trouveront des applications fréquentes dans la partie clinique de notre thèse.

Nos recherches ont porté sur 38 cas.

37 fois la tumeur était unilatérale, une seule fois les deux ovaires étaient envahis.

Or, sur 80 cas de tumeurs solides examinés par West, 26 fois les deux ovaires furent trouvés malades.

De même, dans l'analyse de Léopold, portant sur 56 cas, 20 fois on avait à faire à une altération bilatérale.

Cette fréquence de lésions simultanées des deux ovaires, laisse entrevoir quelles sont les tumeurs qu'on y rencontre les plus souvent. Ou en jugera par le tableau suivant qui résume les faits consignés dans notre travail :

Sarcômes	11
Tumeurs fibreuses et fibro-kystiques	10
Carcinômes	6
Tumeurs colloïdes	3
Adénômes kystiques	5
Tumeurs indéterminées	3
Total	38

Les cas de Léopold se repartissent de la façon suivante :

Dégénérescence d'un seul ovaire.	Enchondrôme	1	
	Tumeurs ossifiées	3	
	Sarcômes	5	35
	Carcinômes	13	
	Fibrômes et fibroïdes	13	
Dégénérescence des deux ovaires	Fibroïdes	3	
	Sarcômes	7	20
	Carcimônes	10	
	Total	55 (1)	

L'âge exerce une grande influence non-seulement sur la production des tumeurs solides de l'ovaire, mais encore sur leur nature.

En effet, d'après une statistique de West, sur 191 cas

(1) 6 de ces cas, 3 sarcômes et 3 fibrômes, sont compris dans le tableau précédent.

de *kystes ovariques*, 22 (c'est-à-dire 1/9 seulement) se sont développés avant 25 ans.

Or, sur 34 cas de tumeurs solides, cités par Léopold, 18, c'est-à-dire plus de la moitié, appartiennent à des malades n'ayant pas dépassé la 25e année.

De même, de nos 38 observations, 15 portent sur des personnes âgées de moins de 25 ans et 9 seulement sur des sujets ayant dépassé 40 ans.

Il est donc nettement établi, que les tumeurs solides de l'ovaire se développent de préférence dans les prémières années fonctionnelles de la femme.

C'est aussi à cette période de la vie qu'appartiennent, en majorité, les tumeurs cancéreuses, sarcomateuses et kystiformes. Les fibrômes ont été le plus souvent rencontrées chez des femmes à un âge plus avancé, et parmi les 8 exemples que nous rapportons, il s'agit 6 fois de malades entre 31 et 50 ans.

Le côté affecté n'offre rien de particulier à considérer. En effet, tandis que, pour les kystes, l'ovaire droit semble plus prédisposé que le gauche, les tumeurs solides siégent indifféremment sur l'un ou l'autre organe; sauf les cas relativement fréquents, où les deux ovaires sont envahis à la fois par une maladie organique.

La forme varie suivant la nature de la tumeur. Plus ou moins irrégulière quand il s'agit d'une affection kystique, elle est au contraire très-régulière dans les fibrômes, les sarcômes, et les cancers. On se croirait en ace d'un ovaire sain, mais démesurément agrandi dans tous ses diamètres; la forme primitive est conservée. Cela se conçoit, l'accroissement morbide de la glande se faisant alors aux dépens de la totalité de ses éléments.

Le poids et le volume présentent de nombreuses va..

riétés. En général ces deux facteurs sont en rapport direct. Mais il se peut qu'une tumeur considérable soit creusée de loges kystiques qui allègent singulièrement le fardeau supporté par la malade.

Comme limites extrêmes, nous trouvons dans nos observations des tumeurs pesant 40, 60 et même 80 livres. Ce sont toutefois des faits exceptionnels. Le plus souvent les dimensions ne dépassent pas le volume d'une tête d'enfant ou d'une tête d'adulte. Nous reviendrons d'ailleurs sur ce point important en parlant des adhérences.

Rien de plus variable aussi que le degré de *consistance* présenté par ces néoplasmes. Telle tumeur très-dure au palper pendant la vie, a été trouvée remplie de liquides ou de sang. Par contre on a souvent diagnostiqué des collections liquides, là où l'opération démontra l'existence d'une production absolument solide. Ainsi Kœberlé a extrait une tumeur fibreuse de 66 livres qui avait offert très-nettement tous les caractères de la fluctuation. Brown a ponctionné des fibroïdes et ne put arrêter une hémorrhagie. Verneuil (obs. n° 37) perdit une malade dans des conditions analogues.

Routh (1), Guyon, ont donné l'explication de ces anomalies apparentes, et ils ont montré que même sur des tumeurs fibreuses ovariques, on peut percevoir la fluctuation en dehors de l'existence de parties kystiques. Il suffit pour cela que les tumeurs soient mollasses, vasculaires, ou œdématiées. Disons cependant, que le plus souvent, la consistance est dure et élastique, et que ces cas de fausse fluctuation sont rares. L'épaisseur des

(1) British medical Journal, février 1864.

parois et des cloisons et la densité du contenu rendent suffisamment compte de cette particularité.

Les parois des tumeurs solides sont importantes à étudier à plus d'un titre. Leur épaisseur, très-petite ou très-considérable, variant entre $0,0005^m$ et $0,015^m$ dépend de la nature histologique du néoplasme. Les sarcômes médullaires, les cysto-sarcômes, consignés dans nos observations, ont leur enveloppe externe beaucoup plus délicate, menaçant de se rompre, et se rompant quelquefois presque spontanément (obs. 37).

Au contraire les fibro-sarcômes, les fibrômes, les kystômes, les cancers nous ont présenté des parois mesurant jusqu'à un centimètre et demi. Or, comme le remarque Léopold, le développement excentrique de la tumeur doit être d'autant plus rapide que la résistance des parois est moindre. Aussi la marche est-elle parfois foudroyante dans le cas de sarcômes médullaires. Les faits cependant ne justifient pas toujours cette interprétation, puisque chez deux malades l'accroissement s'est effectué extrêmement vite, quoique l'épaisseur des parois et des cloisons eût atteint un diamètre exceptionnel.

Ce qui intéresse surtout le chirurgien dans l'examen des parois, c'est l'existence ou l'absence de vascularité et d'adhérence. A cet égard nous trouvons dans la clinique des enseignements d'une importance capitale. L'observation de Spiegelberg, que nous rapportons tout au long, montre comment des vaisseaux ont pu couvrir comme d'un filet toute la surface d'une tumeur. Certains d'entre eux couraient librement sur la séreuse péritonéale et il a suffi d'une simple ponction, d'une plaie de trocart, pour qu'un gros cordon veineux vînt faire hernie à travers la solution de continuité. On voit le danger d'une opération en présence d'une vascularité pareille. Kœberlé, dans l'exemple cité plus haut se trouva en face d'une complication de ce genre ; et on trouvera dans notre travail quatre cas analogues, appartenant tous à des productions pathologiques transformées. Remarquons cependant que sur 38 faits rapportés par nous, 5 fois seulement, nous avons à signaler une richesse exagérée de la circulation.

Cette richesse, nous l'avons dit, dépend de la nature du néoplasme (kystômes, sarcômes-médullaires). Mais une des conditions déterminantes, c'est la rotation du pédicule. Rokitansky l'a indiquée le premier pour les kystes de l'ovaire ; et deux exemples, l'un de Van Buren (1), l'autre de Klob (2), prouvent que les tumeurs solides n'échappent pas à cette complication, malgré la brièveté ordinaire de leur pédicule. Cette rotation amène la stase veineuse, et portant une vascularisation anormale.

Quant aux adhérences, disons-le bien haut, elles sont nulles ou légères dans l'immense majorité des cas. D'après nos recherches, 26 fois sur 38, les tumeurs étaient absolument libres et mobiles sur leur pédicule ; 7 fois on trouva des connexions plus ou moins sérieuses. Pour les 5 autres cas les renseignements manquent. Or il n'est pas de notion plus importante à connaître s'il l'on se place sur le terrain chirurgical, et il est intéressant de s'en rendre compte. En effet, puisque les kystes de l'épiploon, du foie, de la rate, les fibrômes pédiculés de

(1) Van Buren. New York Journal, mars 1851.
(2) Klob. Anat. pathologique de la femme.

l'utérus contractent si facilement des adhérences avec les tissus voisins, pourquoi les tumeurs de l'ovaire, liquides ou solides échappent-elles à cette règle presque générale? La question a été résolue par Waldeyer. D'après lui l'ovaire doit cette immunité à la nature spéciale de son épithélium. Celui-ci est cylindrique et ne diffère de l'épithélium de la trompe, que par l'absence de cils vibratils. Par conséquent il donne au revêtement extérieur de la glande les caractères d'une véritable muqueuse, et la protége contre les adhérences avec la séreuse péritonéale. Une séreuse contracte facilement des adhérences avec une autre séreuse, mais n'en contracte pas avec une muqueuse, parce que l'épithélium, de même espèce dans le premier cas, est différent dans le second.

Donc aussi longtemps que le revêtement épithélial de l'ovaire reste intact, il n'y a pas d'adhérences possibles. Mais cette intégrité dépend du volume de la tumeur et de l'âge de la femme. Waldeyer croit que tant que le néoplasme n'a pas dépassé les dimensions d'une tête d'enfant, l'épithélium peut persister sans altération. Léopold, tout en confirmant l'opinion précédente, fait remarquer que l'épithelium cylindrique disparaît chez les femmes d'un certain âge; et que, rares chez les jeunes sujets, les adhérences deviennent plus fréquentes à mesure que l'âge des malades est plus avancé. Au reste un développement rapide ne doit pas favoriser la production de ces liens fibro-vasculaires, car les parois sont le siége d'un travail extensif presque incessant. Par contre les tumeurs à développement lent, les fibrômes, y exposent davantage.

Le pédicule des tumeurs solides ovariques doit être

aussi étudié avec soin; malheureusement nous n'avons trouvé sur ce point que des détails incomplets.

Règle générale : on peut dire qu'il est très-court, plus ou moins étroit selon le volume de la production morbide. Il est constitué par le ligament propre de l'ovaire notablement hypertrophié. Quant à la trompe, hypertrophiée aussi elle est tantôt, indépendante, tantôt appliquée contre la masse pathologique. Nous avons signalé précédemment la possibilité de la torsion du pédicule, et l'hyperémie consécutive de la tumeur. — Examinons maintenant quels sont les rapports ordinaires avec les organes voisins.

Généralement, l'ovaire malade se développe du côté du grand bassin, et tend à se porter vers la paroi abdominale antérieure, en refoulant en haut, en arrière et sur les côtés, les anses intestinales, Les adhérences ne se produisent que dans les conditions longuement exposées plus haut; mais il se peut aussi que, vu la brièveté ordinaire du pédicule, la tumeur reste appliquée contre le détroit supérieur, ou évolue dans la cavité pelvienne elle-même. L'observation de Kleinwachter montre le danger d'une pareille complication survenant dans le cours d'une grossesse, puisque l'opération césarienne en fut la conséquence.

En dehors de ces conditions spéciales, les tumeurs de l'ovaire exercent peu d'influence sur l'état de l'utérus; elles modifient parfois sa position, et lui impriment des déviations anormales; mais ce qu'il est capital de signaler à l'avance, c'est que, à l'inverse des myômes utérins, elles ne donnent jamais lieu à l'agrandissement de la cavité de la matrice.

Les rapports des différents organes avec ces néoplas-

mes peuvent souvent engendrer des troubles fonctionnels, dont la pathogénie est alors toute mécanique. Ainsi
s'expliquent la dyspnée, la constipation, le ténesme
vésical, les douleurs dans le domaine du plexus lombo-
sacré, l'œdème et même l'ascite; cette dernière est-elle
toujours due à une compression ou ne relève-t-elle pas,
le plus souvent, de l'état général? Voilà la question que
nous aurons à examiner ultérieurement. Remarquons
cependant qu'elle accompagne le plus souvent les tumeurs ovariques à marche rapide.

Telle est la physionomie générale des tumeurs solides
de l'ovaire, étudiée au point de vue de l'anatomie pathologique et de l'étiologie. Il nous reste à dire quelques mots de l'influence que certains états physiologiques peuvent avoir sur le développement de ces néoplasmes. A cet égard, la grossesse semble avoir un retentissement fatal et constant (obs. n°s 1, 5, 6, 9, 33); mais
nous ne pouvons accepter l'opinion de Wernich, qui,
dans ces cas, admet la possibilité d'une transformation
de tumeur bénigne en tumeur maligne, par exemple,
d'un fibròme en un cancer. Cette question est jugée, à
l'heure qu'il est, et jugée sans appel.

Quant à la généralisation consécutive aux tumeurs
de l'ovaire, elle paraît rare, si l'on tient compte de la
fréquence relative des dégénérescences cancéreuses
et sarcomateuses de la glande. Il est vrai qu'on peut
expliquer ce fait par la rapidité de leur évolution.

Nous avons trouvé cette généralisation 5 fois sur 37
cas, et Léopold, 3 fois sur 36. En revanche, elle est
presque constante dans les cas où la maladie envahit à
la fois les deux ovaires.

CHAPITRE II.

En lisant attentivement les observations placées en tête de ce travail, on est frappé de ce fait, que quelle que soit la diversité histologique des tumeurs de l'ovaire, l'ensemble des signes et des symptômes offerts par la malade est assez uniforme. Certes, nous aurons à distinguer des modalités cliniques, dont quelques-unes répondent jusqu'à un certain point à la nature de la production morbide, mais l'impression générale n'en est pas moins celle que nous venons d'exprimer.

Nous allons donc faire une étude analytique des signes et des symptômes communs à toutes les tumeurs ; puis nous tâcherons de les grouper dans une synthèse rationnelle.

Le début est souvent obscur ; et l'on comprend aisément qu'il soit presque impossible à préciser, car les premiers troubles de la santé peuvent se manifester alors que l'organe est malade depuis un certain temps déjà, l'anatomie de la région, sa situation profonde, rendant difficile l'appréciation exacte de ce qui se passe.

Cependant, en étudiant les faits, on est amené à constater que deux phénomènes principaux caractérisent cette période initiale : ce sont les douleurs et les modifications de la menstruation.

Ces *douleurs* qui tout d'abord ne reconnaissent probablement d'autre cause que l'irritation de la séreuse péritonéale, se localisent quelquefois dans l'aine, au pubis ou bien au point affecté lui-même, comme s'il s'agissait d'une ovarite simple ; mais le plus souvent tout le ventre devient le siége d'irradiations tantôt sourdes, tantôt lancinantes et paroxystiques. Déjà à ce moment, les souffrances peuvent être assez violentes pour retentir d'une façon fâcheuse sur l'organisme, particulièrement en occasionnant des insomnies. Toutefois, dans la majorité des cas, il survient des rémissions dues sans doute à une susceptibilité moindre du péritoine. Plus tard, les crises douloureuses reparaissent avec des caractères différents. Mais le ventre s'étant développé dans l'intervalle, leur pathogénie est toute autre. On a alors affaire à de véritables névralgies déterminées par la compression directe des plexus. Aussi voit-on les douleurs se transmettre, le long des troncs nerveux, aux lombes, au périnée et jusqu'aux extrémités. Disons, par anticipation, que les tumeurs réellement malignes, les cancers, les médullo-sarcômes, sont le siége ou le point de départ de phénomènes beaucoup plus prononcés que les autres espèces de néoplasmes.

La *menstruation* reste rarement normale. Nous ne l'avons trouvée telle que six fois ; elle subit donc le premier contre-coup de la maladie. Rien, cependant, de bien précis ni de bien instructif dans ses diverses modifications.

Tantôt on constate, sous le rapport de la quantité et de la durée, des irrégularités qui échappent à toute analyse, tantôt la menstruation se supprime pendant un espace de temps qui peut varier entre quelques mois et deux ans (obs. 31), pour reparaître ensuite. De plus, elle peut continuer alors même que les deux ovaires sont dégénérés; et Kœberlé, Bailly, Slavjansky ont rapporté des cas dans lesquels il y eut retour des règles après une ovariotomie double. C'est là un phénomène intéressant et gros de déductions physiologiques, sur lequel on se base aujourd'hui pour contester l'existence d'un rapport direct entre la menstruation et l'ovulation.

Ainsi, douleurs et troubles menstruels, tels sont les deux symptômes qui signalent le plus constamment le début d'une tumeur ovarique.

Puis apparaît le *développement du ventre*. Parfois la femme peut se croire enceinte, tant il est lent et progressif. Mais d'habitude l'accroissement est assez rapide et quelques mois, quelques jours même peuvent suffire pour amener une distension considérable, surtout s'il y a eu un accouchement récent (obs. 9).

L'augmentation de volume de l'abdomen peut tenir au développement de la tumeur elle-même, ou, ce qui est plus fréquent, à la production d'une ascite symptomatique. On comprend que cette dernière masque la cause réelle. Aussi les malades ne se doutent-elles pas de la présence d'une grosseur dans leur abdomen. Rarement, par conséquent, elles sont en état de préciser si cette grosseur siégeait d'abord à gauche, à droite ou au milieu; mais quand ce renseignement est exact, il a une certaine importance.

C'est à ce moment qu'intervient d'ordinaire le médecin. Lasse de souffrir et alarmée par l'apparition d'une tumeur ou d'une extension exagérée de l'abdomen, la femme se décide enfin à se faire examiner, alors que la maladie est arrivée à la période d'état. Elle peut offrir alors un ensemble de phénomènes généraux plus ou moins constants, de signes physiques qu'il faut analyser avec soin et interpréter avec méthode.

1° *Signes fournis par l'inspection.*

Ce mode d'investigation ne peut donner que des renseignements bien vagues; il rend compte cependant d'une façon approximative, de l'état général, et nous aurons à revenir sur ce point important. Mais dans l'appréciation de l'état local, il est évidemment insuffisant. Deux cas peuvent se présenter : ou bien le ventre contient une grande quantité de liquide, et alors sa physionomie ressemble plus ou moins à celle que détermine une ascite quelconque; ou bien il y a peu d'épanchement, et la tumeur est déjà assez développée pour déterminer une déformation apparente de la région.

Dans ces conditions, l'œil perçoit quelquefois une tuméfaction anormale, plus prononcée d'un côté que sur la ligne médiane, tuméfaction dont parfois on peut suivre le déplacement provoqué par les mains ou le changement de position. Mais, en réalité, il est exceptionnel de pouvoir apprécier à la vue la localisation nettement latérale. C'est du reste un signe commun aux néoplasmes d'autres organes, et la localisation à la vue n'a de valeur que si elle concorde avec d'autres signes.

Par l'inspection encore, on peut constater l'infiltration et la veinosité des parois abdominales, et enfin l'œdème des membres qui existe concurremment avec l'épanchement péritonéal.

2° *Signes fournis par le palper.*

Le palper superficiel révèle la présence ou l'absence de *l'ascite*

Or, cette dernière joue un rôle tellement important dans le drame symptomatologique des tumeurs de l'ovaire, qu'il est nécessaire de l'étudier en détail.

La quantité de liquide est extrêmement variable. D'habitude, la femme ne s'en préoccupe que lorsque le ventre est très-distendu, et qu'il y a déjà une grosseur appréciable. Aussi nous est-il difficile de dire à quel moment l'évolution du néoplasme détermine la production de l'épanchement. Cependant cette époque doit être très-rapprochée du début.

Nous avons constaté l'ascite dans presque tous les cas (exceptions : obs. 14, 17, 35; kystes, sarcômes médullaires, obs. 37); mais alors le volume de la tumeur variait entre celui d'une orange et celui d'une tête d'enfant. Toutefois, Gusserow (Virchow, Arch. 1868) rapporte un fait de dégénérescence papillomateuse des deux ovaires, dans lequel il y avait une collection liquide énorme, bien que les dimensions des deux glandes fussent tellement minimes qu'on n'avait pu rien sentir d'anormal au moment de la paracentèse exploratrice.

L'ascite constitue donc un phénomène fréquent et probablement précoce, mais dont l'interprétation n'est pas facile. On ne peut l'expliquer par une péritonite chronique, puisque l'autopsie ne révèle celle-ci qu'exceptionnellement. On ne peut davantage l'attribuer à la compression directe des veines, puisque souvent le volume de la tumeur est trop petit pour être mis en cause, et qu'en somme la veine porte reste à l'abri. Serait-il plus raisonnable d'admettre que, vu la grande mobilité de ces néoplasmes, la séreuse péritonéale se-crète le liquide, comme une séreuse articulaire renfermant un corps étranger, produit l'hydarthrose? Enfin, peut-on se rattacher à cette idée soutenue par M. le Dr Nicaise et quelques autres chirurgiens, que l'ascite reconnaîtrait pour cause la rétention d'urine consécutive à la compression des uretères et de la vessie? La pathogénie de ce point est obscure, et il est probable que l'état général exerce ici une grande influence. Aussi bien loin de considérer l'ascite comme un phénomène favorable, les chirurgiens contemporains, Keith, Kœberlé, Gaillard Thomas, Klebs, Péan, la redoutent, et l'analyse des faits que nous rapportons concorde parfaitement avec cette manière de voir. Disons, cependant, que sa présence n'indique pas que la tumeur ovarique soit nécessairement de nature maligne.

L'épanchement péritonéal est d'autant plus grave qu'il est plus rapide et plus intense, puisque chaque ponction devant soustraire une masse énorme de liquide, celle-ci est immédiatement reproduite aux dépens de l'économie. Ce sont là de véritables *saignées à blanc*.

La nature de l'épanchement est variable; le plus souvent c'est de la sérosité citrine. Les éléments du sang s'y rencontrent parfois, et n'ont pas de valeur pour le diagnostic de l'espèce histologique. Mais en revanche, l'examen microscopique peut y révéler la présence d'éléments quasi-spécifiques ; nous traiterons ce sujet à l'article *Diagnostic*.

Mais revenons au palper.

Quelquefois le ventre est tellement distendu, qu'il est absolument impossible de reconnaître ce qu'il y a de caché dans cette masse fluctuante. Une paracentèse peut seule tirer le chirurgien d'embarras.

Plus souvent la quantité de liquide est moindre ou, exceptionnellement, nulle, et il est alors aisé de pratiquer le *palper profond* qui s'adresse à la production morbide elle-même. On cherche ainsi à déterminer le siége, la forme, le volume, la consistance et les relations fixes ou variables de la tumeur avec les organes voisins.

(*a*) *Siége.* — Le néoplasme peut occuper différents points de la cavité abdominale. S'il est petit, on peut le trouver dans l'hypogastre, placé latéralement à l'utérus. Plus souvent on le rencontre dans une des fosses iliaques, d'où il s'étend plus ou moins loin vers les régions avoisinantes. Dans les cas exceptionnels de Spiegelberg et de Clemens (obs. 1 et 4), le ventre était rempli par le fibrôme. En un mot : variétés nombreuses.

(*b*) *Forme.* — Nous avons dit, dans le chapitre consacré à l'anatomie pathologique, que les tumeurs solides de l'ovaire conservaient longtemps la forme primitive de l'organe. Il n'en est pas de même des productions mixtes à kystes centraux ou surajoutés, qui peuvent imprimer des modifications diverses à leur configuration. Cependant la forme, généralement ou partiellement arrondie, est la plus commune quand l'élément kystique ne fait pas défaut.

(*c*) Le *Volume* présente des variétés nombreuses. Nous avons déjà insisté sur le rapport qui existe entre la formation des adhérences et les dimensions de la tumeur. Nous avons indiqué aussi les mesures ordinaires et leurs limites. Dans la majorité des cas cités, on avait constaté le mal, alors qu'il avait déjà atteint la grosseur d'une orange ou d'une tête d'enfant.

(*d*) *Consistance*. — Nous renvoyons encore le lecteur au chapitre de l'anatomie pathologique. Généralement dure, très-résistante au doigt, donnant la sensation d'un corps absolument solide, elle peut, dans les conditions étudiées déjà, présenter les caractères propres aux collections liquides. L'œdème des parois, la grande vascularité de la tumeur, un tissu propre tremblotant (cas de Kœberlé), peuvent donner le change au chirurgien. D'autres fois, la main perçoit nettement et sans erreur possible, la présence de parties kystiques, et les délimite même assez exactement (obs. 28, 13, 34), En revanche, par suite de l'épaisseur considérable des parois ou des cloisons, un néoplasme même très-riche en parties liquides, peut passer pour absolument massif. Enfin, il peut arriver que les portions liquides puissent être étudiées par le palper abdominal, tandis que des portions solides, situées plus bas, ne pourront être accessibles que par le palper vaginal, c'est-à-dire par le toucher (obs. 28).

(*e*) *Fixité*. — *Mobilité*. — Toutes les tumeurs de l'ovaire sont mobiles au début, et pendant une période de temps assez considérable. Nous nous sommes expliqué longuement sur ce sujet, en nous appuyant sur les données de la clinique, et en interprétant le fait capital, d'après Waldeyer. 26 fois sur 38, cette mobilité

est signalée dans les observations que nous avons ana-
lysées ; c'est donc un caractère positif et spécial. Cette
mobilité, on la constate avec les deux mains, et il est
aisé de la produire quelquefois dans tous les sens ; elle
est naturellement moins étendue lorsque des adhérences, plus ou moins fortes et nombreuses, sont établies
déjà ; on peut alors percevoir du *frottement* (obs. 21),
néanmoins, elle peut être encore très-considérable (ob.
27). Par contre, elle est nulle ou réduite à son mi-
nimum, dès les premières phases du mal, lorsque le
pédicule est extrêmement court, ou qu'il manque complètement. Disons cependant que cette cause ne paraît
pas réelle, car la brièveté du pédicule est la règle, et la
fixité d'une tumeur ovarique, au début, constitue l'ex-
ception. Mais, avons-nous dit plus haut, à mesure que
le volume se développe, que l'épithélium cylindrique
disparaît, les chances de connexions pathologiques aug-
mentent, et l'on peut assister, cliniquement, à la for-
mations des adhérences. Nous donnons des exemples
aux n°s 9 et 11, où, dans l'espace de deux mois à deux
ans, la masse pathologique avait perdu toute mobilité.

Enfin, une tumeur en apparence fixe, modifie sa position sous l'influence de changements d'attitude exécutés
par la malade (obs. 28). Routh faisait subir à ses
clients de véritables tours de force de gymnastique.
La congestion périodique des organes peut produire
des effets analogues. Ajoutons, quitte à y revenir,
que cette mobilité se transmet quelquefois jusqu'à
la matrice, bien qu'il n'existe pas la moindre adhérence, mais simplement à cause de la brièveté du pédicule. Souvent aussi utérus et tumeur se meuvent
indépendamment l'un de l'autre. Une condition extrê-

mement favorable à la production de ces mouvements est, comme il est facile de le comprendre, la présence de l'ascite. L'ovaire, malade, flotte, pour ainsi dire, dans le liquide, et on peut percevoir une sorte de *ballot-tement* (Dufour, *Soc. anatomique*, 1er série, t. XXVII).

(*f*) *Sensibilité*. — La palpation permet encore de constater la sensibilité plus ou moins grande du ventre et de la tumeur ; celle-ci peut être quelquefois très-douloureuse à la pression, comme elle l'est déjà spontanément.

(*g*) *Ganglions*. — Enfin, par le palper, il est possible, dans les cas exceptionnels, de trouver les ganglions inguinaux et iliaques engorgés. L'observation n° XII en est un exemple rare.

L'exposé sommaire des notions dues au palper montre le parti qu'on peut tirer de son emploi. Ajoutons qu'une tumeur ayant été constatée d'un côté, il ne faut pas manquer de s'enquérir si l'autre ovaire n'est pas dégénéré aussi. Dans des cas de double cancer ovarique 8 et 10), une seule masse avait été délimitée ; or, pour la première de ces malades, l'autopsie démontra l'existence de deux tumeurs dont la moindre égalait le volume d'une tête d'enfant.

3° *Signes fournis par le toucher.*

(A) EXPLORATION PAR LE VAGIN. — Il se peut que la région soit tellement œdématiée, que tout examen reste infructueux (obs. 2). En pareille circonstance, la ponction du ventre s'impose au chirurgien, dans l'intérêt d'un diagnostic rigoureux. Du reste, quel qu'ait été le résultat d'une investigation, on doit toujours la ré-

péter, après évacuation de l'ascite; rien de plus instructif, à cet égard, que la lecture de l'observation II. Une
tumeur non appréciable au toucher, flottant dans le
liquide, retombait, la paracentèse une fois faite, dans
les culs-de-sac, et devenait facilement accessible au
doigt.

Les conditions nécessaires existant, le toucher peut
nous renseigner sur :

1° La situation, le volume et la consistance de la tumeur;

2° L'état, la position et la mobilité du col et du corps
de l'utérus;

3° Le rapport qui semble exister entre le néoplasme
et la matrice.

Nous avons dit, au chapitre de l'anatomie pathologique, que les tumeurs de l'ovaire se développent dans le
grand bassin. Il est donc possible que le doigt ne rencontre rien d'anormal au fond du vagin. Mais si la production morbide plus volmineuse ou moins régulière envoie des prolongements vers la cavité pelvienne, le toucher peut alors constater sa présence dans les culs-de-
sac, et permet d'apprécier ses caractères. Parfois, il sera
aisé de dégager les culs-de-sac en refoulant les tumeurs par en haut ; mais le plus souvent cette manœu-
vre n'aboutira pas. Il faudra alors essayer des changements d'attitude, en plaçant les malades à genoux, sur
les côtés, sur le ventre (Routh et obs. 28).

Le doigt peut donc, selon les cas, ne rien rencontrer
ou bien trouver une masse dure, solide, mobilisable ou
fixe sur les côtés de l'utérus. D'autre fois, il est facile
de constater une antéversion, une rétroflexion (obs. 8,
23), plus fréquemment encore une déviation latérale

du col, dans le sens opposé à la tumeur, ou même une ascension de tout l'organe. Ce signe, attribué avec raison, par Krassowsky, aux tumeurs utérines, peut donc aussi se rencontrer dans les maladies de l'ovaire. Mais, nous le répétons avec insistance, à part ces modifications de siége et de position, le volume de la matrice reste le même, et généralement le doigt ne constate pas le moindre degré d'hypertrophie, soit au col, soit au corps.

La mobilité de l'utérus peut aussi s'apprécier au toucher ; dans la moitié des cas, on parvient aisément à déplacer latéralement la portion vaginale et abdominale de l'organe. Cependant, pour étudier les rapports de l'utérus et de la tumeur, le doigt ne suffit pas, et il faut avoir recours au *palper et au toucher combinés*. Grâce à ce procédé, on peut souvent affirmer la séparation de la matrice d'avec le néoplasme (obs. 26, 27, 10, 6), soit en délimitant ce qui appartient à l'un et à l'autre, soit en étudiant l'influence réciproque des mouvements communiqués.

Si l'on vient à déplacer la tumeur dans le ventre, il peut arriver deux choses : ou bien que le col reste immobile, ou bien que le mouvement lui soit transmis. Dans le premier cas, l'indépendance de la tumeur et de l'utérus est manifeste ; dans le second, elle peut exister malgré les apparences contraires. En effet, nous trouvons, dans nos observations (1, 2, 3, 17, 27), de nombreux exemples qui montrent clairement que la matrice et le néoplasme peuvent paraître intimément unis, alors que l'autopsie vient témoigner de leur indépendance absolue. Ce fait s'explique, jusqu'à un certain point, par les caractères du pédicule qui, étant ordinai-

rement large et court, rend les mouvements particuliers
à l'ovaire moins appréciables.

On voit donc, qu'en combinant le palper et le toucher,
le chirurgien peut arriver à des notions précieuses sur
les rapports de l'utérus et de la tumeur.

(B) *Exploration par le rectum.* — Les observations 16
et 28 prouvent qu'il est toujours indispensable de
pratiquer le toucher rectal. On acquiert ainsi des données importantes sur les caractères et les rapports de
la tumeur, ainsi que sur l'organe de la gestation. Si-
mon n'hésite même pas à conseiller la section de la
marge de l'anus, pour pouvoir, au besoin, introduire la
main dans l'intestin. Il a pu déterminer ainsi, plusieurs
fois, l'implantation des polypes sous-péritonéaux.

Néanmoins, dans certaines conditions, le résultat est
tellement obscur, qu'il faut chercher un autre moyen
de s'éclairer. Ce moyen, précieux entre tous, nous est
donné par la sonde utérine.

4° Signes fournis par le cathétérisme utérin.

Comme moyen de diagnostic, l'hystérométrie a été
employée, la première fois, en 1828, par Samuel Lair.
Mais, bientôt, elle tomba dans l'oubli, et c'est à Hu-
guier que revient le mérite de l'avoir définitivement fait
rentrer dans la pratique chirurgicale. Simpson, en Angleterre, Kiwish, en Allemagne, ne viennent en date
que quelques années plus tard.

Cependant, malgré son origine presque essentielle-
ment française, ce mode d'exploration est peut-être plus
en honneur à l'étranger, notamment en Angleterre et
en Amérique.

Or, il faut hien se pénétrer de cette idée, que l'hystérométrie rend, dans le diagnostic des affections utéro-ovariennes, le même service que l'auscultation dans les maladies de poitrine et du cœur.

Appliquée à l'étude des tumeurs solides de l'ovaire, la sonde utérine peut servir à rendre plus apparents les rapports de celles-ci avec l'utérus, et à donner une idée exacte de la capacité de ce dernier.

(*a*) *Cathétérisme explorateur*. — On conçoit, en effet, que les mouvements transmis à la matrice seront accusés, d'une façon très-sensible par une sonde placée dans sa cavité. Si, au contraire, le déplacement d'une tumeur ovarique n'entraîne pas, à sa suite, celui de l'utérus, l'extrémité de l'hystéromètre, faisant saillie à la vulve, restera immobile. Quelquefois, cependant, en manœuvrant avec précaution et en donnant une certaine direction à la sonde, on parvient à déplacer l'utérus, d'un côté, et à le dégager ainsi de la tumeur restée libre dans le côté opposé. A ce moment, il se peut que la transmission des mouvements ne se fasse plus. De cette façon, les notions déjà acquises par le toucher et le palper réunis seront devenues beaucoup plus claires. En même temps, le cathétérisme utérin pourra déterminer s'il existe quelque version ou quelque flexion de l'utérus.

L'emploi simultané de deux sondes, l'une, introduite dans la matrice, et l'autre dans le rectum ou la vessie, permettra de reconnaître plus exactement encore l'état absolument normal de l'organe de la gestation.

(*b*) *Cathétérisme mensurateur*. — De toutes les données fournies par l'hystérométrie, la plus importante, sans contredit, est celle relative à la longueur de la cavité utérine. On sait, d'après Richet, que le diamètre vertical du canal utérin varie entre 0,045^m (nullipares) et 0,065^m (multipares). Or, si l'on vient à pratiquer le cathété- risme mensurateur sur une femme portant une tumeur de l'ovaire, 9 fois sur 10, on trouvera les dimensions normales, c'est-à-dire que l'on constatera un utérus absolument sain. Nous avons remarqué ce fait capital dans le plus grand nombre des cas que nous produisons, soit que la mensuration ait été pratiquée pendant la vie (obs. 16, 19, 28, 31), soit qu'on ait recher- ché l'état de l'utérus après la mort (2, 12). Plus de 25 fois sur 36 cas, nous avons noté cette particularité importante.

Ainsi, puisque les cathétérismes explorateur et men- surateur ont une valeur si considérable, il est bon de se prémunir contre les causes d'erreur. Les déviations de l'utérus peuvent être un obstacle plus ou moins sérieux. Mais il suffira de donner à l'instrument une courbure appropriée. D'autres fois, il sera impossible d'introduire l'hystéromètre dans certaine position ; on aura soin alors de varier les attitudes.

Enfin, il se peut qu'une rétroflexion très-prononcée (obs. 8) ou toute autre cause empêche absolument l'introduction de l'hystéromètre. Dans ces cas-là, le palper et le toucher donneront des indications plus ou moins suffisantes. Nous aurons à y revenir dans le cours du diagnostic.

5° *Signes fournis par l'auscultation.* — On ne doit pas manquer d'avoir recours à ce mode d'exploration, toutes les fois qu'il s'agit d'une tumeur du ventre ; il peut être extrêmement utile, comme le prouve la lecture des observations 17 et 23. Dans les deux cas, on avait

perçu un souffle très-net, et, les deux fois, on se trouva
à l'opération en présence d'une vascularité formidable.
Toutefois, ce signe n'est pas constant, et le stéthoscópe
n'a révélé aucun bruit morbide dans certains cas remar-
quables par le développement des vaisseaux (1 et 12).

Le souffle vasculaire n'est donc pas particulier aux
tumeurs utérines, comme l'ont prétendu, à tort, Kiwish.
Simpson et Spencer Wells. C'est Scanzoni qui l'a signalé
le premier comme pouvant dépendre également d'une
tumeur de l'ovaire. Or, d'après Routh et Clintock, qu'il
s'agisse d'un néoplasme utérin ou ovarique, l'auscultation peut révéler plusieurs espèces de phénomènes :

1° Un souffle tubaire systolique, diminuant ou dispa-
raissant à la pression ;

2° Un souffle vasculaire, dit placentaire, perçu vers
le hile de l'organe, non modifié par la pression ;

3° Un frémissement particulier, semblable à celui des
anévrysmes de l'aorte, mais qui serait exclusivement
propre aux tumeurs utérines ;

4° Un bruit simple ou double, dû aux battements de
l'aorte, et propagé jusqu'à l'oreille, à travers la tumeur,
bruit très-intense si la masse interposée est solide, et
presque imperceptible si la masse est liquide.

Ce dernier phénomène stéthoscopique serait donc d'un
grand secours pour l'appréciation de la densité des tumeurs et de leur contenu, et Routh blâme Kœberlé de
ne l'avoir pas cherché lors de l'extirpation malheur-
reuse d'un fibrôme pris pour un kyste de l'ovaire.

L'auscultation peut encore donner des renseignements complémentaires, s'il y a complication de grossesse (14 et 16), et elle peut faire entendre les frottements dus aux adhérences.

6° *Signes fournis par la percussion.*

La percussion ne donne pas en général des indications aussi importantes, mais elle sert cependant
à déterminer :

a. La présence de l'ascite ;

b. Le volume et l'étendue de la tumeur ;

c. La situation des anses intestinales.

L'intestin est en effet refoulé le plus souvent dans
les flancs et en haut ; si par hasard des adhérences
l'avaient uni à la face antérieure du néoplasme, on
en serait averti par un son tympanique, fixe dans
toutes les positions de la malade.

En dehors de ces conditions la matité est absolue
partout où se trouve une partie solide ou une collection liquide. La percussion brusque, en choc, peut
être aussi employée pour produire le flot. Ce phénomène peut exister en l'absence de tout liquide, comme
dans le cas de Kœberlé où le fibrôme mis au jour
présentait encore des ondulations dans toute sa masse,
ondulations donnant la sensation de flot avant la section de la paroi abdominale.

Nous venons de faire une analyse complète des
signes physiques, constatés par l'emploi des différents
moyens d'exploration. Voyons maintenant quels sont
les *symptômes généraux* présentés par les tumeurs
de l'ovaire. Remarquons toutefois qu'ici encore, on
ne trouve pas des différences bien tranchées en rapport
constant avec les variétés histologiques des néoplasmes.

Les troubles fonctionnels peuvent être sous la dépen-
dance directe de la tumeur, et reconnaître une cause
purement mécanique, ou bien dépendre de l'état général.

1° *Troubles fonctionnels d'origine mécanique.*

a. *Douleurs.* — En parlant des phénomènes qui signalent le début d'une affection ovarique, nous avons déjà longuement insisté sur ce point, et nous avons distingué les douleurs de la première période et celles qui tourmentent la malade à une époque plus avancée. Probablement symptomatiques dans le premier cas d'une irritation de la séreuse péritonéale et ayant des caractères particuliers, elles changent de type au moment où la compression directe des plexus doit être mise en cause. Ce sont alors de véritables névralgies qui se manifestent, névralgies rebelles, atrocement pénibles, qui arrachent des cris aux patientes, les privent de sommeil et peu à peu retentissent sur l'économie, si déjà elle n'est pas profondément altérée. Ces accès douloureux, avec exaspérations paroxystiques, se produisent surtout dans la nuit et s'accompagnent quelquefois de vomissements. Le décubitus n'est pas indifférent, et il se peut que certaines attitudes, diminuant la pression sur les troncs nerveux, soulagent singulièrement la malade.

Ces accidents ne sont pas toujours aussi pénibles. La femme n'éprouve quelquefois qu'un peu de pesanteur, vers les aines, le pubis ou les lombes. D'autres fois le volume de la tumeur est tel qu'il en résulte une gêne considérable dans la marche et même la simple station. Le fait de Clemens (Obs. 4) est extraordinaire à cet égard.

Pendant plus de dix ans, la femme porta dans le ventre une tumeur de 80 livres, c'est-à-dire équivalente au poids total de son corps. Elle n'en vaqua pas moins à ses affaires en se faisant voiturer.

b. *Œdème.* — *Ascite.* — Nous avons longuement étudié l'ascite à propos du palper, et au point de vue de la pathogénie nous avons récusé la cause mécanique pour la majorité des cas. Il en est de même de l'œdème des membres inférieurs, quand il est bilatéral. Mais ces réserves faites, l'infiltration des extrémités et l'épanchement péritonéal peuvent s'expliquer aussi par la gêne de la circulation veineuse. Seulement dans ces conditions leur caractère est différent. Au lieu d'être stationnaire ou en progression constante, l'œdème et l'ascite subissent des oscillations fréquentes, des alternatives incessantes de diminution et d'augmentation (Obs. 12). Alors aussi l'œdème n'occupe qu'un seul membre pelvien pour se généraliser bientôt quand l'état de la malade venant à s'aggraver, la cause mécanique est reléguée au second plan.

c. *Dyspnée.* — *Toux.* — *Palpitations.* — Ces derniers troubles résultent encore de la distension énorme du ventre. Ils peuvent devenir assez sérieux pour nécessiter une ponction. Parfois on trouve du liquide dans les plèvres et le péricarde, épanchements produits aussi bien par la gêne mécanique de la circulation que par la dyscrasie générale.

d. *Constipation.* — *Vomissements.* — *Obstruction.* — *Coliques.* — Autant de symptômes fréquents et communs à tous les néoplasmes qui compriment une portion du tube digestif. Disons cependant qu'à moins d'un développement très-prononcé (cas de Boyer. *Gaz. des hôp.*, 1875), ou d'un enclavement dans le petit bassin, les tumeurs ovariques sont moins dangereuses sous ce rapport que les tumeurs utérines.

e. *Ténesme vésical. — Incontinence. — Rétention. — Accidents urémiques.* — La masse principale du néoplasme envoie quelquefois des prolongements capables de comprimer et de refouler la vessie. D'autres fois ce sont les uretères qui subissent une dilatation considérable en arrière de l'obstacle. L'anurie consécutive, le défaut d'élimination des matières extractives peuvent donner lieu à des accidents urémiques rapidement mortels, dont la physionomie clinique doit se perdre dans l'ensemble des phénomènes ultimes. Les urines ne contiennent généralement pas d'albumine.

2° *Troubles fonctionnels d'origine dyscrasique.*

a. *Circulation.* — La *fièvre* n'apparaît que tardivement et prend bientôt les caractères de l'hecticité avec sueurs nocturnes et exaspération vespérale. Rien de particulier du reste à la pathologie de l'ovaire ; les complications peuvent aussi avoir une grande part dans la production de ces symptômes, dont la valeur pronostique est des plus graves.

Naturellement il survient souvent des *palpitations* sous l'influence de la distension abdominale, aussi bien que par suite de l'anémie profonde et des mauvaises qualités du sang.

L'observation X signale un souffle au cœur dû à un cancer secondaire.

Nous avons étudié au début les troubles de la menstruation ; ils sont des plus fréquents, constants presque. On doit évidemment les rattacher à l'état général de

l'économie. Quant aux hémorrhagies, aux *métrorrha-*
gies elles sont *exceptionnelles*. On n'en trouvera pas un
seul exemple dans nos documents. C'est donc un caractère négatif très-important au point de vue du diagnostic différentiel. L'état presque toujours normal de
l'utérus en rend suffisamment raison.

b. *Respiration.* — Les fonctions respiratoires sont profondément troublées dans les dernières périodes du
mal. L'influence de la cause mécanique a été étudiée
plus haut. Mais sous le coup de la dyscrasie, de l'aglo-
bulie du sang, il se fait des épanchements dans les
cavités pleurales et péricardiques, dont le résultat est
d'entraver gravement l'hématose.

c. *Sécrétions.* — *Excrétions.* — Leurs troubles primitifs
dus aussi en majeure partie à la compression des vis-
cères (intestins, uretères, vessie), relèvent plus tard
de la déchéance de l'organisme tout entier.

Nutrition. — Toutes les fonctions étant en souffrance,
il en résulte un état d'amaigrissement lamentable
contrastant avec l'infiltration croissante des extrémités.
De là au marasme et à la cachexie terminale, il n'y a
qu'un pas. Rien de lamentable en effet, comme le
tableau présenté par certaines malades arrivées aux
limites extrêmes de leurs souffrances.

En revanche, certains cas (Obs. 37, 17) offrent un
état général longtemps satisfaisant et tout à fait trom-
peur, puisque dans les deux circonstances on avait affaire
à des sarcômes médullaires graves. Remarquons à ce
propos, qu'ici l'ascite faisait complètement défaut : ce
qui montre la part que prend cette dernière dans l'anéan-
tissement des forces.

Enfin, la santé peut relativement persister avec un développement énorme du ventre (Obs. 4, 14, 28, 29). Cette intégrité prolongée des fonctions semble caractériser la variété fibreuse ou fibro-kystique des tumeurs de l'ovaire, *et les kystes dermoïdes.*

MARCHE. DURÉE. FORMES. COMPLICATIONS. TERMINAISON.

Si l'on jette un coup-d'œil général sur les observaions placées en tête de notre travail, il sera aisé de voir la succession ordinaire des symptômes et la physionomie de la maladie prise dans son ensemble. Comme types cliniques, nous citerons les observ. 2, 12, 13. Un point reste cependant difficile sinon impossible à éclaircir. C'est le moment exact du début. Nous savons, en effet, que les premiers temps sont caractérisés par des douleurs et des troubles menstruels, qui précèdent de quelques mois le développement du ventre et l'apparition d'une tumeur. Mais cette tumeur, que la femme ou le médecin viennent de constater, n'existait-elle pas déjà bien avant l'apparition des phénomènes initiaux. En un mot, le néoplasme reste-t-il longtemps muet avant de retentir d'une façon ou d'une autre sur l'économie. La question, quoique insoluble pour le moment, mérite d'être posée, car tous nos renseignements sur la durée de l'évolution pathologique, indiquent moins l'*âge précis* de la tumeur, que l'époque à laquelle se sont manifestés les premiers phénomènes.

Nous ne pouvons donc être explicite à ce sujet, et ces réserves faites, voici ce que la clinique nous apprend : sur 33 cas nous trouvons :

19 fois une durée totale de 3 mois à 1 an.
8   —   —   15 — 2 ans.
4   —   —   — 3 ans.
2   —   —   — 10 ans.

Par conséquent, dans l'immense majorité des cas, l'évolution d'une tumeur ovarique, depuis le moment où se sont produits les premiers symptômes jusqu'à la mort ou jusqu'à l'opération, s'est exécutée en moins d'un an.

Nous aurons l'occasion, à propos du traitement, de discuter les controverses que peut soulever cette statistique.

Une réflexion vient naturellement à l'esprit, lorsque l'on compare la marche relativement rapide de certains cas avec la durée extraordinaire de certains autres. Cette différence est très - importante, et servira de base à une distinction clinique fondée sur la nature histologique des tumeurs. Presque toujours en effet, l'autopsie ou l'opération ont démontré dans ces conditions l'existence de fibrômes ou de cysto—fibrômes (Obs. 1, 4, 28, 29), avec cette autre particularité importante, que l'âge des sujets variait généralement entre 30 et 50 ans.

Le fait consigné dans l'observation IV, et donné par Clemens, comme un exemple de sarcôme médullaire, prête à discussion; mais avec Léopold, nous croyons que l'étiquette histologique est fausse, et qu'il s'agissait bien d'un fibrôme dégénéré, ramolli.

Ajoutons qu'en examinant les chiffres, nous avons constaté une durée d'autant plus courte que les tumeurs semblaient se développer plus rapidement.

Les carcinômes et les sarcômes médullaires viennent en tête de la liste (Obs. 8, 9, 10, 17, 21). Puis les sarcômes durs, et les néoplasmes à forme kystique. Ces derniers ont en effet quelquefois une marche réellement galopante (7, 12, 22, 15). En opposition, citons les nos 11 et 18, comme ayant eu une évolution lente relativement à leur structure histologique.

Quant à la *terminaison*, elle est toujours fatale dans un délai variable comme nous venons de le dire. La mort arrive soit par l'aggravation des phénomènes locaux et généraux conduisant graduellement au marasme et à la cachexie, soit par les complications, qu'il nous faut passer rapidement en revue.

La plus grave des complications est certainement la présence du cancer secondaire dans les autres organes (obs. 6, 11, 25). Or, il est presque impossible de le reconnaître, la malade pouvant offrir les atributs de la plus parfaite santé (obs. 37). C'est à la suite d'une lésion secondaire du cœur, que Bucquoy perdit sa malade de *mort subite*.

Les accidents qui viennent le plus souvent précipiter le dénouement sont :

La péritonite;

L'étranglement intestinal;

L'érysipèle gangréneux et les eschares des membres, du sacrum, du périnée;

La phlegmatia alba dolens (obs. 3).

Tel est l'exposé analytique de la symptomatologie des tumeurs solides de l'ovaire. Si maintenant nous voulons grouper ces notions dans une synthèse basée sur les données de la clinique et de l'anatomie pathologique, nous pouvons établir trois types assez distincts:

1° Une *forme rapide* (3 mois à 2 ans). Elle correspond

à la majorité des tumeurs sans distinction absolue de nature de leurs éléments constitutifs (cancer, sarcômes médullaires, productions kystiques, sarcômes fibreux).

Trois caractères principaux les distinguent :

a. Le jeune âge des malades (15 à 25 ans);

b. L'abondance, la précocité et la persistance de l'ascite ;

c. Le mauvais état général.

2° Une *forme lente* (2 à 10 ans et au delà), plus particulière aux fibrômes, aux cysto-fibrômes et aux kystes dermoïdes à contenu épais.

Elle est caractérisée par :

a. L'âge plus avancé des sujets (30 à 50 ans);

b. L'absence ou le peu de richesse de l'épanchement péritonéal ;

c. La conservation de la santé et l'intégrité relative des fonctions.

3° Une *forme rare*, dans laquelle l'économie ne paraît pas troublée, l'ascite manque totalement, et qui cependant répond à des productions de la pire espèce (37, 10, 17).

CHAPITRE III.

DIAGNOSTIC.

Nous avons longuement insisté sur l'étude des symptômes et signes offerts par les tumeurs solides de l'ovaire. Nous les avons analysés en détail, et nous nous sommes efforcé d'apprécier la valeur de chacun. Il suffira donc de mettre brièvement en relief les caractères qui guideront plus particulièrement le chirurgien appelé à formuler un diagnostic.

Pour arriver à ce résultat, les signes fournis par l'examen physique donnent évidemment les notions les plus importantes. Si par le palper, on trouve une tumeur consistante et mobile, si par le toucher vaginal et rectal, simple ou combiné, on constate une indépendance absolue ou relative entre le néoplasme et l'utérus, si enfin l'hystéromètre confirme ces résultats et démontre la grandeur normale de la cavité utérine, on aura acquis la plus grande somme de probabilités en faveur d'une tumeur d'origine ovarique. Il faudra de plus prendre en considération l'âge de la malade, les troubles fonctionnels et ceux de la menstruation, l'état de l'économie et le développement de la tumeur. Il faudra enfin tenir grand compte d'un caractère négatif, l'absence des hémorrhagies.

On voit qu'une précision absolue dans le diagnostic n'est pas possible et nous n'avons pas la prétention d'avoir signalé un seul symptôme spécial, caractéristique, à l'aide duquel on pourrait reconnaître toujours une maladie organique de l'ovaire. C'est là, malheureusement, un desideratum commun dans la clinique, et qu'on rencontre presque invariablement quand on a affaire à une tumeur quelconque. Mais à défaut de certitude, il y a une probabilité basée sur l'ensemble des signes et des symptômes, probabilité qui peut même, à l'occasion, exclure tous les doutes. C'est ainsi qu'une opinion catégorique a été émise à propos des malades dont il est question, dans les observations 8, 13, 28, 34, 35 et le résultat établi principalement par l'hystérométrie.

L'incertitude fréquente du diagnostic a conduit les chirurgiens à la pratique des incisions et des ponctions dites exploratrices. Les incisions souvent employées à propos des kystes ovariques pour déterminer leur nature, ou leurs adhérences, ont été abandonnées à juste titre ; car elles constituaient un procédé souvent aussi dangereux que l'eût été l'opération devant laquelle on reculait. Aussi Kœberlé a-t-il été le premier à s'élever contre ce déplorable mode d'investigation.

Il n'en est pas de même des ponctions capillaires ou autres dont il nous reste à faire le procès.

Le moins qu'on puisse leur reprocher, c'est de causer des adhérences ou l'inflammation et la suppuration des kystes. A cet égard, tous les ovariotomistes sont d'accord, et on évite d'y recourir à moins que, l'opération étant contre-indiquée, la distension abdominale n'entrave l'hématose. Kœberlé a montré, en effet, que la mortalité de l'ovariotomie était d'autant plus grande, que les ponctions avaient été répétées un plus grand nombre de fois.

Or, quand il s'agit de tumeurs solides, les inconvénients ultérieurs et les dangers immédiats des ponctions ne sont pas moins graves ; on s'expose, en effet, à des hémorrhagies terribles, dont l'observation qui suit est un exemple frappant :

Obs. XXXVII. — Communiquée par le Dr Terrillon. (Service de M. le Dr Verneuil.)

Sarcôme cystique de l'ovaire gauche, pris pour un fibrôme utérin. — Injections d'ergotine. — Rupture. — Hémorrhagie. — Mort. — Généralisation.

Jeune fille de 16 ans ; reglée à 15 ans. Depuis cette époque, développement rapide du ventre.

Tumeur abdominale, mobile, d'une consistance molle et dure à la fois. Pas d'ascite. Santé splendide. Etat général excellent.

Croyant à un myôme utérin, on fait dans la tumeur une injection de quinze gouttes de solution d'ergotine, avec la *seringue de Pravaz*. Péritonite suraiguë. Mort le lendemain.

On trouve à l'autopsie un sarcôme de l'ovaire gauche, creusé de cavités anfractueuses, contenant de la bouillie rougeâtre et du sang.

La paroi externe de la tumeur, très-mince, est rompue sur une longueur de 7 centim. Deux litres de sang non caillé dans le péritoine. Noyaux secondaires derrière la vessie ; dans l'épiploon. Ganglions mésentériques dégénérés. Utérus normal.

Les observations 1, 12, 23, ayant trait à des tumeurs vasculaires, montrent que le péril n'est pas chimérique. Deux de ces ces malades sont mortes quelques jours après la ponction exploratrice, et on a trouvé des vaisseaux gros comme une plume de corbeau. Du reste, on ne comprend pas l'avantage que peut retirer le chirurgien de ce mode d'investigation, et on en voit tous les risques. Certes, l'apparition du sang au bout du trocart, indique jusqu'à un certain point qu'on a affaire à une tumeur solide ; mais d'autres signes moins dangereux donnent déjà cette présomption. Ainsi, possibilité d'une hémorrhagie grave et d'une péritonite dans le présent, la formation des adhérences favorisée dans l'avenir (Waldeyer, destruction de l'épithélium. Voir p. 47), tels sont les motifs sérieux qui doivent faire repousser de la pratique les ponctions exploratrices.

Il n'en est pas de même de la paracentèse du péritoine qui s'impose souvent dans l'intérêt même d'un diagnostic rigoureux. On a cherché à déterminer la nature histologique de la tumeur, d'après l'analyse du liquide ascitique.

Obs. du Dr Foulis. Edimburgh Journal, mars 1875.

Une dame Irlandaise consulte le Dr Keith pour une tumeur demi-solive, mobile dans le ventre. Ponction d'ascite. Examen du sédiment au microscope.

Le Dr Foulis trouve des *amas de petites cellules épithéliales* et des *noyaux proliférant d'une façon extraordinaire*. Vu la ressemblance de ces cellules avec les cellules d'épithélium qui revêtent les jeunes kystes d'une tumeur ovarienne, le Dr Fouli pensa que les petits amas étaient des fragments d'épithélium échappés de petits kystes rompus et qui flottant librement dans le liquide ascitique étaient en voie de prolifération.

On procéda donc à l'ovariotomie et on rencontra une tumeur maligne. De petits kystes sillonnant sa surface, d'autres intacts étaient remplis de grosses cellules analogues à celles qu'on trouvait dans le liquide ascitique.

Obs. du Dr Foulis. Loc. cit.

Femme de 30 ans. Tumeur kystique; ascite; ponction. L'examen microscopique démontra une grande quantité de cellules et de noyaux libres venant des kystes rompus. *Amas d'épithélium en voie de prolifération*, extrêmement abondants. Malgré une santé générale très-bonne, l'opération fut refusée.

La malade meurt subitement quelque temps après.

Autopsie. Tumeur maligne solive de l'ovaire, d'apparence kystique, pèsant douze livres.

Ainsi, d'après le Dr Foulis, une tumeur maligne de l'ovaire, à forme kystique, peut être diagnostiquée par l'examen du liquide épanché dans le péritoine. Le microscope révèle alors des masses d'épithéliums dont les cellules offrent une ressemblance frappante avec celles qui revêtent les jeunes kystes d'une tumeur ovarienne. Ces résultats, encore peu connus au point de vue des applications cliniques, méritaient d'être signalés. Mais les observations ne sont pas encore assez nombreuses pour que le jugement puisse être définitif.

Sous peine de nous répéter, nous ne pourrons en dire davantage sur le diagnostic en général; nous renvoyons à la lecture de la symptomatologie.

Mais, étant donnée une production morbide dépendant de l'ovaire, le chirurgien ne peut pas se contenter de cette notion relativement vague, et il doit chercher à résoudre le problème dans toutes ses difficultés.

La constitution physique de la tumeur peut souvent se laisser apprécier par l'examen direct. Ainsi, dans les observations 28, 34, etc., il a été aisé d'affirmer que certaines portions étaient kystiques et que d'autres présentaient tous les caractères d'un tissu compacte. On aura donc bien soin de recourir à tous les modes d'exploration simples ou combinés. D'autres fois, on ne sent partout qu'une masse plus ou moins dure, homogène ou irrégulière. Si la surface est franchement sphérique par place, on pourra conclure à la présence de loges kystiques, car dans ces cas, la fluctuation peut être obscure ou faire absolument défaut, vu l'énorme épaisseur de la membrane d'enveloppe, des cloisons ou du contenu. La densité de ce dernier, se laisserait peut être apprécier au moyen de l'auscultation.

Nous laissons, du reste, à Routh la responsabilité de cette vue d'esprit à l'appui de laquelle il n'apporte pas de preuves cliniques suffisantes. D'après cet auteur, le stéthoscope ne transmet pas les battements de l'aorte, si le contenu est liquide.

En revanche, l'auscultation peut rendre de grands services pour apprécier la richesse vasculaire du néoplasme (obs. 17, 23). Mais, comme nous l'avons fait remarquer, le souffle peut manquer malgré un grand développement des vaisseaux (obs. 1, 12). Il n'en faudra pas moins le rechercher toujours avec soin.

Quant à déterminer la nature de la tumeur, le fait n'est pas impossible dans certains cas, si l'on considère l'ensemble des symptômes. C'est ainsi que nous avons essayé d'établir trois formes cliniques principales en rapport plus ou moins constant avec les variétés anatomiques des tumeurs. L'âge, la rapidité de la marche, l'ascite, l'état général ont servi de point de départ à cette division et nous y renvoyons le lecteur.

La nature du néoplasme a été quelquefois diagnostiquée grâce à des caractères spéciaux révélés par le palper, l'examen des urines ou les ponctions exploratrices.

Spencer Wells. 359. — Jeune fille de 17 ans. Développement du ventre depuis trois ans consistance en partie osseuse. Vu ce dernier caractère et l'âge de la malade, on porta le diagnostic de kyste dermoïde, qui fut vérifié à l'opération. Guérison. La partie solide de la tumeur pesait 4 livres. Il y avait 12 litres de liquide.

Spencer Wells. 419. — Tumeur grossissant depuis 18 ans. Présence dans les parois des parties dures comme de l'os. Diagnostic : Kyste dermoïde vérifié à l'opération. Plaques osseuses dans les parois. Guérison.

Spencer Wells. 345. — Femme de 39 ans. Tumeur dure, nodulaire au palper et au toucher. Opération. On trouve un kyste dermoïde, à parois épaisses, cartilagineuses, en partie ossifiées. Contenu dense, dur, impossible à vider. Enucléation en masse.

Larrey a pu affirmer la présence d'un kyste dermoïde en se fondant sur l'analyse des urines.

Femme de 55 ans. — Tumeur développée depuis 5 ans. Fistule urinaire abdominale. Urines troublées par des matières grasses. Pierre dans la vessie. Diagnostic : kyste pileux de l'ovaire gauche, enflammé et ouvert à la surface des parois du ventre et de la vessie.

(Larrey, Bulletin de l'Académie des sciences.)

Enfin, en employant un procédé plus exact mais beaucoup trop dangereux, Mosetig reconnut que la tumeur de l'ovaire était un sarcôme.

Mosetig. Wien med. Wochenschrift XX. 1870.—Tumeur énorme, élastique, non fluctuante, occasionnant des accidents dyspnéiques redoutables. Ponction exploratrice avec l'aspirateur Dieulafoy. Issue de sang. L'examen microscopique dénote l'existence de petites cellules et de noyaux nombreux. On conclut à un sarcôme médullaire et l'opération est repoussée.

Le chirurgien doit encore rechercher s'il n'existe pas de complications. Parmi ces dernières, la plus terrible évidemment consiste dans l'extention du néoplasme aux organes voisins et la généralisation. L'observation 11 prouve qu'il a été possible parfois de se prononcer à cet égard, mais malheureusement la clinique est muette le plus souvent; nous rappellerons encore une fois à ce sujet le cas de Verneuil (obs. 37). Malgré une généralisation des plus considérables, l'état général paraissait excellent, et la nature de la tumeur bénigne. On n'en devra pas moins examiner avec soin toutes les fonctions et tous les organes. L'engorgement des ganglions iliaques serait, d'après Nœgegerrath, un signe important. Mais il est d'une constatation difficile et nous ne l'avons vu signalé qu'une fois, encore s'agissait-il d'un kystôme de nature douteuse. En dernier lieu, si une intervention chirurgicale est nécessaire, l'opérateur cherchera à se rendre compte des obstacles qui pourront l'embarrasser au moment décisif. Au premier rang de ces difficultés, se présentent les adhérences et la grande vascularité de la tumeur. Nous avons assez insisté sur ce point pour n'avoir pas à y revenir, et nous avons montré comment on pourrait apprécier le développement des vaisseaux, les rapports du néoplasme, et son volume plus ou moins irréductible. Toutes ces questions sont graves au premier chef, puisque la longueur de l'incision, le plan opératoire et l'appareil instrumental varient selon le cas.

2° *Diagnostic différentiel.*

Il ne peut entrer dans le cadre de notre travail, de passer en revue toutes les tumeurs qui peuvent se développer dans le ventre. Le but que nous poursuivons est d'arriver à des conclusions thérapeutiques, aux indications et contre-indications de la gastrotomie appliquée aux tumeurs solides de l'ovaire. Or, si l'ovariotomie n'épouvante plus depuis longtemps l'opérateur, il n'en est pas de même de l'hystérotomie dont les dangers sont infiniment plus sérieux. Nous en appelons à la thèse de concours de notre excellent ami le Dr Samuel Pozzi.

Aussi en face d'un néoplasme abdominal a-t-on toujours la crainte de le voir tirer son origine de l'utérus. Eliminer ou confirmer cette deuxième éventualité, telle sera l'idée dominante du chirurgien.

Nous allons donc énumérer brièvement les principaux caractères différentiels, en renvoyant pour les détails aux nombreux travaux publiés sur la question.

Les considérations tirées de l'âge auquel apparaissent les tumeurs et de leur développement, constituent déjà un premier trait distinctif.

En général, l'utérus est atteint plus tardivement que l'ovaire. Tandis que les néoplasmes de ce dernier sont .le triste apanage des vingt-cinq premières années de la vie, les tumeurs utérines se montrent d'habitude après trente ans. Leur évolution lente dans la majorité des cas (tumeurs interstitielles), sujette à des alternatives d'augment et de retrait, ou même d'arrêt définitif à la ménopause, contraste avec la marche constamment progressive des dégénérescences organiques de l'ovaire (réserves pour les kystes dermoïdes).

Toutefois les polypes sous-péritonéaux pédiculés et les fibro-kystes utérins affectent souvent une marche galopante (Pozzi).

C'est donc aux signes physiques et à quelques troubles fonctionnels qu'il faudra demander la solution du pro blème. Parmi ces derniers, les plus importants, sans aucun doute, sont les *métrorrhagies*.

Exceptionnelles dans les cas d'affection ovarique (obs. 13, Trélat), elles accompagnent presque constamment les fibrômes interstitiels et ceux qui ont fini par se pédiculiser sous le péritoine, après une progression du centre vers la périphérie. Ces pertes de sang fréquentes en dehors des règles, ou continuant celles-ci de dix ou quinze jours, déterminent un état général voisin de la cachexie. Mais enfin, ce caractère précieux peut manquer, et alors le chirurgien devra examiner de plus près l'organe lui-même. Or, presque constamment il subit des déformations et des modifications de position et de capacité qui, dans leur ensemble, ont quelque chose de décisif.

Modifications de position. — Qu'il s'agisse de tumeurs fibro-kystiques ou de polypes pédiculés, il y a ordinairement ascension du col (Krassowsky) avec flexion ou version dans l'un ou l'autre sens. Il en résulte souvent un allongement du vagin avec rétrécissement de son calibre.

Nous citerons les exemples suivants :

Obs. — Storer. American Journ., 1866.

Tumeur fibro-cystique utérine. — Opération. — Hystérotomie. — Guérison.

Femme de 47 ans. Nullipare. Développement du ventre depuis cinq ans. Dyspnée ; pesanteur; douleur. Pas d'hémorrhagies; menstruation normale; constipation; tumeur consistante, fluctuante par places ; bosselée à droite. Pas d'ascite; pas de souffle.

Vagin très-allongé, très-étroit. Col hypertrophié, situé très-haut. L'hystéromètre pénètre à 0,06 centimètres.

Opération. Gros vaisseaux; adhérences épiploïques. Poids de la tumeur : 37 livres. Cavité utérine agrandie, mesurant 10 cent. Guérison en six semaines.

La tumeur fibro-kystique dépendait de l'utérus, et fut enlevée avec lui.

Obs. — Bennet. Dublin Journ., 1869, février.

Fibrôme utérin. — Diagnostic avec kyste multiloculaire.

Pendant la vie on sentait, dans le ventre, une tumeur dure, irrégulière, mobile, volumineuse comme un utérus gravide de six mois.

A l'autopsie, on trouva des corps fibreux utérins, pédiculés en masse. Ce pédicule était en partie constitué par une sorte d'élongation de la partie inférieure de la matrice et du vagin. Ce dernier était par suite rétréci, au point de n'admettre qu'une sonde en gomme n° 8.

La cavité utérine était allongée aussi.

Modifications du volume. — En général, l'utérus est considérablement hypertrophié et le col participant à ce développement dévoile au toucher l'état anormal de la matrice. Mais ce n'est pas tout. La cavité est déformée et toujours très-allongée (Storer). Ce caractère est absolument essentiel. Il suffit à lui seul pour affirmer une maladie de l'utérus, ou la présence de fibrômes dans son intérieur et même à sa surface. Aussi au point de vue du diagnostic différentiel, a-t-il aidé à résoudre un des problèmes les plus difficiles de la clinique.

Obs. — Holmes. Pathological Society's Transactions, XVII.

Tumeur utérine enlevée par erreur pour une tumeur ovarienne.

Femme de 29 ans, mariée, deux enfants. Tumeur remplissant tout l'abdomen ; vue antérieurement par Sp. Wells, qui diagnostiqua trois tumeurs fibroïdes de l'utérus. Plusieurs ponctions. Issue abondante de liquide ; pas de symptômes utérins. Opération par M. Holmes (qui conservait des doutes). Adhérences de la tumeur à la paroi abdominale, à l'intestin et au mésentère. Pédicule petit, implanté sur le sommet de l'utérus dont les parois contenaient des tumeurs fibroïdes formant une seconde masse ; enfin, troisième tumeur au fond de l'utérus.

En refusant d'opérer, Sp. Wells s'était basé sur le diagnostic de tumeur utérine, qu'il avait établi à l'aide de l'hystérométrie, que Holmes ne pratiqua pas.

Obs. — Martin. Monatschrift für Gebürtsk, t. XXXIII, p. 242.

Extirpation d'un myôme utérin par la gastrotomie. — Mort.

Femme de 27 ans, multipare. Tumeur abdominale : circonférence du ventre, 90 cent. Tumeur solide étendue du détroit supérieur gauche, jusque vers les côtes droites.

L'hystérométrie donne 8 1|2 cent. Utérus mobile, mobile aussi sur la tumeur, qui se laisse déplacer en arrière des parois abdominales.

Opération. Fortes adhérences vasculaires avec l'épiploon. Pédicule étroit implanté sur le fond de l'utérus. La tumeur pesait 12 livres. Ovaires sains. Mort.

Modifications de forme. — Le col peut complètement disparaître, s'effacer (cas de Laboulbène, Thèse de Pozzi), là cavité se dévier, l'utérus se fléchir. De là, difficulté du cathétérisme et résultats en apparence contradictoires.

Obs. Tumeurs fibreuses de l'utérus. — Marche progressive. — Douleurs presque continnelles. — Pas de troubles intestinaux. — Hystérotomie. — Mort trois jours après de péritonite.

X..., 33 ans, mariée depuis quatre ans, vit, quelques mois après son mariage, le ventre se développer ; les règles n'étaient pas complètement interrompues.

Tumeur dure, très-volumineuse, bosselée, col normal dans la portion sous-vaginale, paraît mobile sur l'utérus. Le cathétérisme utérin donne 8 c. L'une des bosselures était tellement molle, qu'on crut à une dégénérescence kystique secondaire du tissu utérin hypertrophié.

Opération, 15 nov. 1874. La ponction ne donnant issue à aucun liquide, l'incision est prolongée.

Les tumeurs sont de nature fibreuse, contenant un grand nombre de forts petits kystes, d'où l'apparence lobulée.

La cavité utérine était déviée par suite de la flexion de la partie supérieure du corps sur la partie inférieure ; sa longueur réelle était de 15 cent.

Obs. — Lee. New-York Med. Record. Janvier 1870.

Tumeur utérine prise pour une tumeur ovarique.

Femme de 45 ans. Tumeur fluctuante. Utérus de 6 centimètres, mobile sur la sonde, sans mobilité de la tumeur. Pas d'hémorrhagie.

L'extirpation donne un utérus hypertrophié de 15 centimètres. La sonde n'avait pénétré que jusqu'à l'orifice interne. De là les ausses dimensions trouvées avant l'extirpation.

Tels sont les principaux caractères différentiels entre

ces affections similaires de l'appareil génital de la femme.

Nous ne pouvons examiner plus longuement cette question de diagnostic. Terminons cependant en rappelant que toujours et avant tout, on devra penser à une grossesse concomitante. Le moindre soupçon à cet égard interdirait l'usage de l'hystéromètre.

CHAPITRE IV.

Quand les tumeurs ovariennes ont acquis un volume tel que la santé générale en est affectée, et qu'on a employé sans succès les moyens médicaux et palliatifs, la durée probable de la vie réservée à la patiente n'excède certainement pas deux années. Tel est, d'après Pozzi, le pronostic de Spencer Wells sur les kystes de l'ovaire. Or, si nous revenons sur nos pas, nous n'aurons pas de peine à reconnaître que ce pronostic doit être plus grave encore lorsqu'il s'agit des tumeurs ovariques solides. Il suffit pour cela de se rappeler les types cliniques que nous avons essayé d'établir, en faisant la synthèse de la symptomatologie.

La première et la troisième de ces formes tuent inévitablement, dans un espace de temps qui varie entre quelques mois et deux ans. C'est donc la mort à brève échéance, d'autant plus redoutable qu'elle peut arriver subitement (Keith, Bucquoy).

Quant à la deuxième modalité clinique, si elle n'expose pas la vie dans un avenir très-rapproché, elle n'en mène pas moins pas à pas au dénouement fatal.

Nous avons vu les fibrômes et les cysto-fibrômes évoluant pendant trois, cinq et dix ans sans altérer trop profondément la santé, et devenir la cause de tortures physiques et morales incessantes. Il en est de même de quelques kystes dermoïdes à paroi et contenu très-épais qui, d'après Spencer Wells, restent stationnaires au bout d'un certain temps. Leur durée peut. alors se prolonger quelquefois au delà de dix et vingt ans. Mais en somme, ce sont des cas exceptionnels sur lesquels un chirurgien prudent ne doit pas trop compter.

Donc, à un point de vue général, le pronostic des tumeurs solides de l'ovaire est d'une extrême gravité et l'on ne peut se payer d'illusions et espérer comme pour les fibrômes de l'utérus l'heureuse influence de la ménopause.

Quant à la valeur pronostique qu'on pourrait attribuer à certains symptômes, nous nous sommes expliqué longuement à cet égard. En particulier, l'ascite précoce et rebelle paraît être du plus mauvais augure. La grossesse paraît aussi retentir d'une façon fatale sur la marche des tumeurs de l'ovaire, qu'elles soient de nature maligne (Wernich, 5, 6, 9), ou qu'elles appartiennent aux variétés relativement bénignes (33).

CHAPITRE V.

TRAITEMENT.

Dans tout le cours de ce travail, nous avons rangé
sous la dénomination peu exacte de tumeurs solides de
l'ovaire, toutes celles qui, sur la table de l'amphithéâtre
ou à l'opération, étaient incapables de subir une réduction de volume, qu'il y ait eu ou non, issue d'éléments liquides. De telle sorte que nous avons envisagé
les différents néoplasmes, moins sous le rapport de leur
solidité réelle, que sous celui de leur irréductibilité à la
ponction ; cette persistance du volume primitif, partielle
ou totale, pouvant du reste s'expliquer soit par la densité des tissus, soit par l'épaisseur des loges kystiques
et du contenu.

Considérées à ce point de vue général, toutes ces tumeurs ont donc un trait commun, capital pour l'opérateur, c'est de ne pouvoir être extraites qu'en bloc, ou
par la méthode dite de morcellement (Péan). Nous
n'avons pas à apprécier cette dernière que Kœberlé
juge très-sévèrement. Nous ferons seulement remarquer, qu'avec des tissus très-vasculaires, elle expose à
des mécomptes certains (obs. 17).

Si donc l'on doit tenter l'ovariotomie pour une tumeur du genre de celles que nous étudions, il faudra
s'attendre à voir échouer le curage, l'aspiration, et par
conséquent procéder à l'ablation en masse du néoplasme.
On sait, en effet, les dangers auxquels exposent les trac-

tions violentes faites dans le but de faire sortir une tumeur à travers une plaie petite (Trélat, 13). On connaît aussi depuis Kœberlé et Spencer Wells, la gravité des incisions longues et leur influence sur le résultat final. Par conséquent, le chirurgien ne devra avoir qu'un but, c'est d'opérer de bonne heure, avant que le néoplasme ait atteint des dimensions capables de gêner l'action chirurgicale et de compromettre son succès.

Autre considération plus importante encore en faveur d'une intervention rapide, prématurée même, si nous pouvons nous exprimer ainsi : les tumeurs de l'ovaire sont toutes mobiles, non adhérentes dans leurs premières phases. Waldeyer en a montré la cause et déterminé les limites.

Puisque l'épithélium protecteur s'altère à mesure que la tumeur grandit, il faudra nécessairement essayer d'agir avant la formation des adhérences. Donc, opérer avant que la tumeur ait atteint le volume d'une tête d'enfant.

En résumé, si l'ovariotomie doit être faite, c'est de bonne heure qu'il convient de la pratiquer. Ce précepte étant posé, examinons à quel cas il peut s'appliquer.

Tout d'abord, sont justiciables de l'opération, les néoplasmes de l'ovaire rentrant dans notre deuxième type clinique. Pour ceux-là, le doute ne semble pas permis ; eur marche lente ne doit pas suggérer une hésitation coupable. L'expérience montre, en effet, que si la vie se prolonge quelquefois, ce n'est qu'au prix de misères de tous les moments. Fibrômes, fibro-kystes, productions dermoïdes solides, doivent être attaqués aussitôt que leur développement, continu quoique insensible, menacera l'exercice des fonctions, et rendra pénible la vie de relation.

Il est plus difficile de se prononcer d'une façon absolue sur la conduite à tenir dans les cas qui relèvent de notre premier type clinique, type à marche rapide. Dans la majorité des faits, il correspond à des tumeurs d'une nature suspecte, maligne même. Ce qu'on peut dire, c'est que les malades sont inévitablement voués à la mort dans un court délai et que ce dénouement inévitable peut justifier une hardiesse chirurgicale.

Il est évident que l'opération sera contre-indiquée absolument, toutes les fois qu'on aura la certitude sur le caractère réellement malin de la production morbide (obs. Foulis), ou qu'on aura des preuves de complication grave, voire même de généralisation. Malheureusement, dans la plupart des cas, cette certitude est difficile à acquérir, puisque nous avons constaté des exemples de tumeur cancéreuse déjà généralisée ne s'étant révélé ni par un état général mauvais, ni même par la présence d'ascite (obs. 10, 27 ; obs. Foulis et Keith). Cependant un épanchement considérable et précoce, un état général rapidement altéré constituent encore le meilleur indice de malignité, et la meilleure raison contre l'idée d'une ovariotomie.

En devons-nous conclure que les malades appartenant à ce groupe doivent être abandonnés à la merci du sort? Non certainement. Beaucoup de ces néoplasmes appartiennent à des variétés sur la nature desquelles la clinique et l'histologie n'ont pas dit leur dernier mot. Pour ne citer qu'un exemple : deux tumeurs (obs. 12, Budin ; obs. 13, Trélat) identiques sont con-

sidérées comme des kystômes non malins par le Dr Coyne
et comme épithéliome myxoïde par le Dr Malassez.

D'un autre côté, les plus nombreux parmi les néoplasmes ovariens solides, les fibro-sarcômes riches en
stroma fibreux, sont-ils aussi dangereux au point de
vue d'une généralisation ou d'une récidive que les vrais
cancers, et les médullo-sarcômes? Il se peut qu'il en
soit ainsi. Mais la question ne peut être résolue que par
la clinique. Toujours est-il, que nous rapportons quelques exemples de guérison ayant trait à des tumeurs
de nature suspecte (obs. 31, fibro-sarcôme; 32, probablement fibro-sarcôme; 36, cancer colloïde), et les
auteurs citent plusieurs faits semblables, entre
autres, Keith (*Edingburh Journal*, 1868). Dans le fait
cité par lui, un an après l'ablation d'un sarcôme, la
santé s'était maintenue parfaite.

Il est vrai que le Dr Panas a cité un cas de récidive
au bout de six mois, à la suite d'une extirpation de kystôme malin. Mais n'avait-il pas prolongé la vie presque
d'autant? Nous le répétons, en face des tumeurs solides, à développement galopant, la décision n'est pas
facile. Mais si l'on considère l'issue prochaine et fatale,
on sera tenté, à moins de contre-indication spéciale, de
lutter contre une mort inévitable. Le jeune âge des
malades, leurs souffrances continuelles forceront quelquefois le chirurgien à ne pas refuser une opération
mortelle, peut-être, mais en dehors de laquelle il n'est
pas de salut possible. Souvent encore, dans ces conditions, l'opération sera demandée par la malade elle-
même, et vis-à-vis du doute qui subsiste sur la nature
intime de la tumeur; l'opérateur pourra encore courir

les chances d'une erreur de diagnostic favorable à la patiente.

Un point spécial reste à signaler. La grossesse donne une impulsion fâcheuse au développement des tumeurs solides de l'ovaire. D'autre part, leur présence au moment de l'accouchement peut nécessiter l'opération césarienne (obs. 14). Aussi presque tous les ovariotomistes conseillent l'extirpation dans les trois premiers mois de la gestation. Notre observation 33 vient à l'appui de cette manière de voir. Spencer Wells et Goddaw ont pratiqué cinq fois l'ovariotomie dans ces circonstances et cinq fois avec succès et sans interrompre le cours de la grossesse.

Il semble, en effet, préférable d'agir ainsi, que de recourir à l'avortement provoqué, qui tue l'enfant, expose la mère et laisse intacte la tumeur de l'ovaire.

CONCLUSIONS.

I. Les tumeurs de l'ovaire réellement solides sont rares.

Considérées au point de vue de l'irréductibilité de leur volume, elles sont beaucoup plus fréquentes.

II. Elles restent à l'abri de toute adhérence, tant que l'épithélium spécial qui protége leur surface, demeure intact.

III. Leur marche est lente ou rapide : lente, en général, lorsqu'il s'agit de fibrômes, de cysto-fibrômes et de productions dermoïdes; — rapide au contraire pour les tumeurs à forme kystique, les sarcômes, et les néoplasmes véritablement malins.

IV. Ce dernier, type clinique et anatomique, semble constituer le triste apanage des premières années fonctionnelles de la femme (15 à 25 ans).

V. L'absence des métrorrhagies, les dimensions normales de la cavité utérine, tels sont les principaux caractères qui feront distinguer une tumeur de l'ovaire d'une affection de l'utérus.

C'est dire, qu'on devra toujours recourir à l'hystéromètre, à moins de contre-indication spéciale.

VI. Une ascite précoce, abondante, rebelle, un état général mauvais, des douleurs vives, paraissent indiquer presque constamment la mauvaise nature du néoplame. Néanmoins ceci n'a rien d'absolu.

VII. La paracentèse du péritoine, faite au côté opposé à la tumeur, s'impose souvent comme moyen de diagnostic. Mais on doit y recourir le moins possible dans l'intérêt de la conservation des forces de la malade.

VIII. Au contraire, les ponctions exploratrices dans la tumeur doivent être proscrites sévèrement.

Elles exposent aux hémorrhagies mortelles ; elles lèsent l'épithélium protecteur et déterminent la formation des adhérences ; elles sont peu utiles au chirurgien et nuisible à la malade.

IX. L'ovariotomie ressource unique et suprême appliquée à certains cas, sera pratiquée de bonne heure.

A cette condition seulement on se mettra en garde contre le développement exagéré de la tumeur, les adhérences, et les complications opératoires dues à l'irréductibilité du volume.

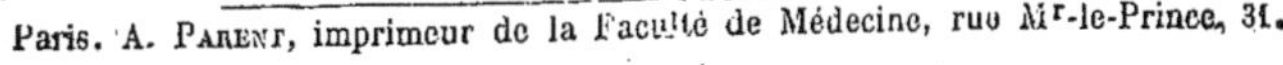

Paris. A. Parent, imprimeur de la Faculté de Médecine, rue Mr-le-Prince, 31.

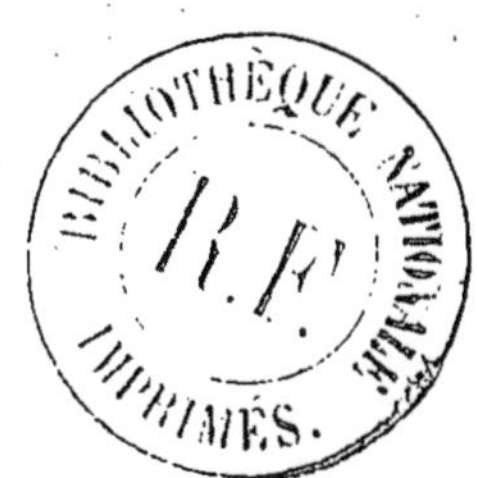